Processos históricos e evolutivos da alimentação humana

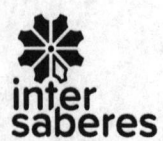

Ana Paula Garcia Fernandes dos Santos
Alisson David Silva
Ney Felipe Fernandes

Processos históricos e evolutivos da alimentação humana

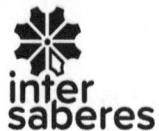

Rua Clara Vendramin, 58 . Mossunguê . CEP 81200-170
Curitiba . PR . Brasil . Fone: (41) 2106-4170
www.intersaberes.com . editora@intersaberes.com

Conselho editorial
Dr. Alexandre Coutinho Pagliarini
Drª Elena Godoy
Dr. Neri dos Santos
Mª Maria Lúcia Prado Sabatella

Editora-chefe
Lindsay Azambuja

Gerente editorial
Ariadne Nunes Wenger

Assistente editorial
Daniela Viroli Pereira Pinto

Preparação de originais
Gilberto Girardello Filho

Edição de texto
Arte e Texto
Camila Rosa

Capa
Charles L. da Silva (*design*)
Gorodenkoff, hemro e sweet
marshmallow/Shutterstock (imagens)

Projeto gráfico
Charles L. da Silva (*design*)
Iryn/Shutterstock (imagem)

Diagramação
Kátia Priscila Irokawa

***Designer* responsável**
Sílvio Gabriel Spannenberg

Iconografia
Regina Claudia Cruz Prestes
Sandra Lopis da Silveira

Dados Internacionais de Catalogação na Publicação (CIP)
(Câmara Brasileira do Livro, SP, Brasil)

Santos, Ana Paula Garcia Fernandes dos
  Processos históricos e evolutivos da alimentação humana / Ana Paula Garcia Fernandes dos Santos, Alisson David Silva, Ney Felipe Fernandes. -- Curitiba, PR : InterSaberes, 2025.

  Bibliografia.
  ISBN 978-85-227-1436-0

  1. Alimentos - História 2. Culinária - História 3. Nutrição - História I. Silva, Alisson David. II. Fernandes, Ney Felipe. III. Título.

24-204512   CDD-641.3

Índices para catálogo sistemático:
1. Alimentação : História   641.3

Cibele Maria Dias – Bibliotecária – CRB-8/9427

1ª edição, 2025.
Foi feito o depósito legal.
Informamos que é de inteira responsabilidade dos autores a emissão
de conceitos.
Nenhuma parte desta publicação poderá ser reproduzida por qualquer meio
ou forma sem a prévia autorização da Editora InterSaberes.
A violação dos direitos autorais é crime estabelecido na Lei n. 9.610/1998
e punido pelo art. 184 do Código Penal.

Sumário

Apresentação, 7
Como aproveitar ao máximo este livro, 9

Capítulo 1
Do fogo à caça, 13

1.1 A Pré-História e o início da alimentação: uma breve contextualização, 15
1.2 A alimentação na Pré-História, 17
1.3 A domesticação do fogo, 20
1.4 Caça: a arte da sobrevivência e a busca pelo sabor, 26

Capítulo 2
O surgimento da dieta mediterrânea, 45

2.1 A alimentação no Mediterrâneo, 47
2.2 A rota das especiarias, 52
2.3 Os países da dieta mediterrânea, 56
2.4 Principais alimentos da dieta mediterrânea, 58

Capítulo 3
A mesa dos nobres, 85

3.1 A nobreza e a alimentação como manifestação de prestígio, 87
3.2 Hábitos alimentares na Idade Média, **88**
3.3 A influência da Igreja, **102**

Capítulo 4
A história da compreensão dos nutrientes, 111

4.1 Nutrição como ciência, **113**
4.2 Os macronutrientes e a Grécia Antiga, **116**
4.3 Século XIX: os macronutrientes e as calorias, **123**

Capítulo 5
Revolução na cozinha, 141

5.1 Boas práticas à mesa, **143**
5.2 Transformação na cozinha, **146**
5.3 Padronização e globalização, **149**
5.4 A alimentação no futuro, **161**

Considerações finais, **169**
Referências, **171**
Respostas, **175**
Sobre os autores, **185**

Apresentação

Caro leitor, é com imenso prazer que apresentamos a obra *Processos históricos e evolutivos da alimentação humana*. Ao escrever estas páginas, tivemos o objetivo de abordar os aspectos mais importantes da relação do homem com o preparo de refeições. Dessa forma, estamos ansiosos para que você embarque nesta cativante jornada, na qual exploraremos as trilhas percorridas pela humanidade, desde seus primeiros passos até o presente. A cada capítulo, desvendaremos os segredos e as transformações históricas que culminaram nos atuais hábitos alimentares.

Diante do exposto, dividimos este livro em cinco capítulos. No Capítulo 1, mergulharemos nas origens da alimentação humana. Nesse sentido, compreenderemos que a descoberta e a domesticação do fogo e a habilidade de caçar foram fundamentais para nossa evolução e sobrevivência. Além disso, investigaremos de que forma nossos antecessores dominaram esse elemento natural, revolucionando a forma como preparavam e consumiam alimentos. Ainda, veremos como a caça e a coleta na natureza abriram portas para uma alimentação mais variada e adaptável.

Por sua vez, no Capítulo 2, vamos nos aprofundar nas influências culturais e gastronômicas do Mediterrâneo, onde as bases da dieta mediterrânea foram estabelecidas. Viajaremos pelas antigas rotas comerciais, nas quais especiarias exóticas eram tesouros cobiçados. Nessa perspectiva, descobriremos as conexões marítimas que impulsionaram a disseminação de ingredientes e técnicas culinárias, enriquecendo a culinária global.

Já no Capítulo 3, adentraremos o luxuoso mundo das cortes reais e da nobreza, onde banquetes extravagantes e sofisticados eram símbolos de prestígio e poder. Também, revelaremos os segredos por trás das mesas opulentas da nobreza no decorrer da história, desvendando os rituais e os pratos refinados que eram servidos para impressionar e entreter os convidados de honra.

No Capítulo 4, exploraremos a evolução do conhecimento a respeito dos nutrientes e a importância de uma alimentação equilibrada. Da descoberta das vitaminas ao entendimento dos macronutrientes, compreenderemos como ciência e nutrição se uniram para transformar nossa percepção sobre os alimentos. Sob essa ótica, analisaremos os avanços científicos que nos proporcionaram saber como determinados alimentos promovem nossa saúde e bem-estar.

Por fim, no Capítulo 5, examinaremos as mudanças sísmicas da Revolução Industrial, as quais repercutiram na produção e no consumo de alimentos. Discutiremos em que medida a inovação tecnológica, o crescimento da indústria alimentícia e a globalização redefiniram a relação que temos com a comida e moldaram a culinária moderna. Ademais, trataremos do surgimento dos alimentos processados, da expansão da conservação em larga escala e da transformação dos padrões alimentares devido à urbanização e ao avanço tecnológico.

Esperamos que a imersão nesta obra auxilie você a construir uma visão enriquecedora e abrangente acerca da história da alimentação, compreendendo de que modo os hábitos alimentares foram concebidos por diferentes culturas, evoluíram com o passar dos séculos e continuam nos influenciando até os dias atuais. Desde as raízes primordiais da busca por alimentos até o cenário contemporâneo, você terá a oportunidade de explorar os elementos que forjaram a maneira como nos alimentamos.

Boa leitura e bons estudos!

Como aproveitar ao máximo este livro

Empregamos nesta obra recursos que visam enriquecer seu aprendizado, facilitar a compreensão dos conteúdos e tornar a leitura mais dinâmica. Conheça a seguir cada uma dessas ferramentas e saiba como elas estão distribuídas no decorrer deste livro para bem aproveitá-las.

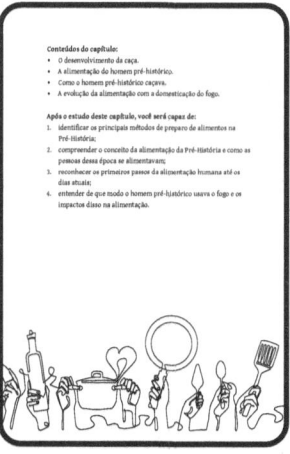

Conteúdos do capítulo:

Logo na abertura do capítulo, relacionamos os conteúdos que nele serão abordados.

Após o estudo deste capítulo, você será capaz de:

Antes de iniciarmos nossa abordagem, listamos as habilidades trabalhadas no capítulo e os conhecimentos que você assimilará no decorrer do texto.

Para saber mais

Sugerimos a leitura de diferentes conteúdos digitais e impressos para que você aprofunde sua aprendizagem e siga buscando conhecimento.

Síntese

Ao final de cada capítulo, relacionamos as principais informações nele abordadas a fim de que você avalie as conclusões a que chegou, confirmando-as ou redefinindo-as.

Questões para revisão

Ao realizar estas atividades, você poderá rever os principais conceitos analisados. Ao final do livro, disponibilizamos as respostas às questões para a verificação de sua aprendizagem.

Questões para reflexão

Ao propor estas questões, pretendemos estimular sua reflexão crítica sobre temas que ampliam a discussão dos conteúdos tratados no capítulo, contemplando ideias e experiências que podem ser compartilhadas com seus pares.

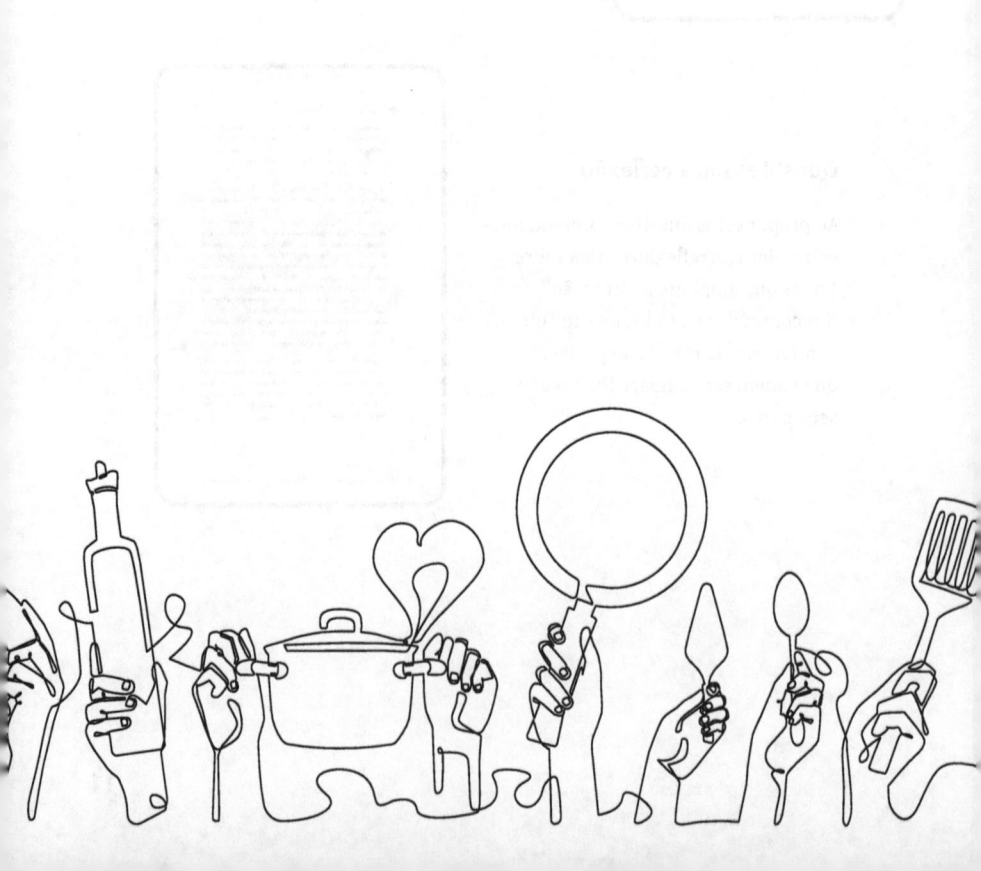

Capítulo 1
Do fogo à caça

Alisson David Silva

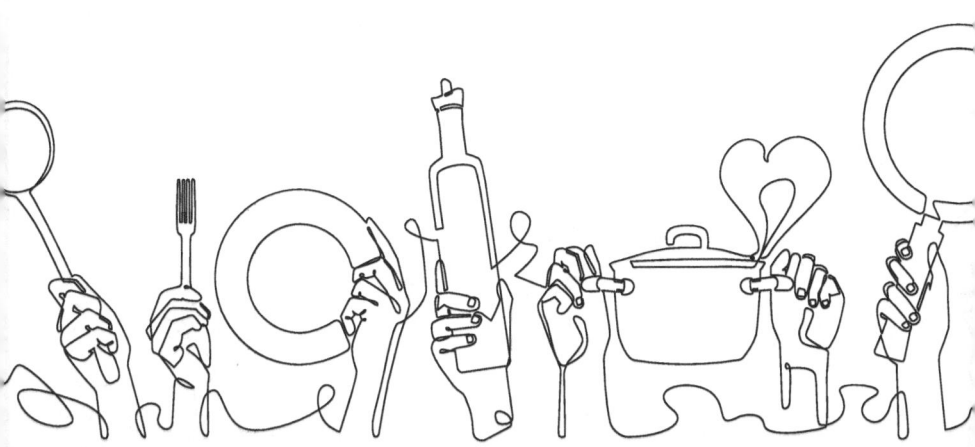

Conteúdos do capítulo:
- O desenvolvimento da caça.
- A alimentação do homem pré-histórico.
- Como o homem pré-histórico caçava.
- A evolução da alimentação com a domesticação do fogo.

Após o estudo deste capítulo, você será capaz de:
1. identificar os principais métodos de preparo de alimentos na Pré-História;
2. compreender o conceito da alimentação da Pré-História e como as pessoas dessa época se alimentavam;
3. reconhecer os primeiros passos da alimentação humana até os dias atuais;
4. entender de que modo o homem pré-histórico usava o fogo e os impactos disso na alimentação.

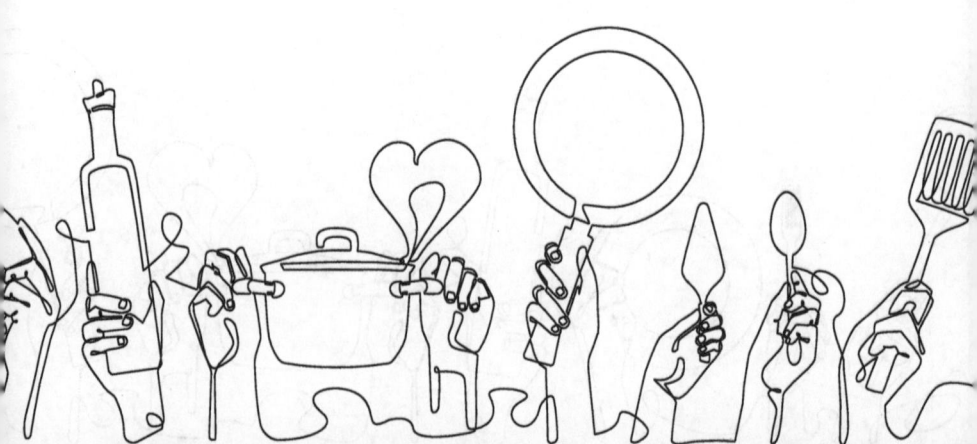

1.1 A Pré-História e o início da alimentação: uma breve contextualização

Neste capítulo, adentraremos o intrigante cenário da busca por alimentos durante a Pré-História. Além disso, exploraremos o panorama do estilo de vida nômade que se fundamentava na caça e na coleta, delineando uma jornada que culminou na transição para a agricultura e no progresso das sociedades no decorrer dos anos, conforme relatado por Feltran-Barbieri (2010, p. 331):

> Se o Neolítico representa para a pré-história humana o momento das grandes inovações culturais, a manipulação do solo foi dentre todas a mais revolucionária. Ela traz, de uma só vez, a modelagem do barro e a agricultura de modo tão inextricável que se tornou raro à Ciência admitir a existência de povoamentos horticultores que não conhecessem o uso da cerâmica, ou ceramistas que ainda não houvessem domesticado plantas.

Nossas reflexões sobre os hábitos alimentares dos antigos ancestrais, conhecidos como *caçadores-coletores*, apontam a relevância que as frutas desempenharam em sua dieta. Essas fontes vitais de nutrientes ganharam destaque devido à facilidade de serem localizadas quando maduras, em contraste com a tarefa de colher raízes. A despeito das limitações físicas humanas em relação aos predadores, a habilidade de caça foi aprimorada por meio da inovação de instrumentos como lanças, flechas e machados.

Nesse contexto, emergiu também uma complexa tapeçaria da organização social. À medida que grupos se uniam para perseguir presas e compartilhar alimentos, uma teia de relações interdependentes se desenvolvia. Ademais, trataremos das diversas perspectivas em torno da alimentação baseada em carne – seja por meio da pilhagem de predadores, seja mediante as caçadas lideradas pelo homem.

Ainda, traçaremos o caminho que levou à domesticação do fogo, desenhando um panorama da sua evolução ao longo dos tempos. Mais que a possibilidade de transformar os alimentos, o fogo revolucionou as fundações da sociedade humana. Nesse sentido, ele proporcionou segurança, incentivou a congregação em torno de suas calorosas chamas, fomentou o estabelecimento dos povos em locais fixos e alargou os horizontes da exploração. A domesticação do fogo também abriu portas para o desenvolvimento de ferramentas e armas, o que expandiu as fronteiras da sobrevivência e da adaptação em diversos ambientes.

Da mesma forma, mergulharemos na saga da caça, explorando as variadas presas que eram perseguidas: de animais ungulados e carnívoros a aves, peixes e frutos do mar. As táticas de caça, que variavam de emboscadas a perseguições prolongadas, de levantes em grupo a elaboradas armadilhas e projéteis habilmente manejados, serão minuciosamente examinadas. A esse respeito, ecoam as notas da domesticação de animais de caça, como os cães de caça, e os primeiros passos em direção ao domínio das técnicas de domesticação de plantas.

Dando sequência, direcionaremos nosso olhar à transição para a agricultura, que marcou a mudança do paleolítico para o neolítico. Desvelaremos como grupos pioneiros começaram a influenciar o crescimento de plantas selvagens, especialmente grãos, o que desencadeou o florescimento da coleta e do replantio – um marco na história da humanidade. Em relação a esse contexto, regiões como o Egito e o Vale do Nilo emergiram como exemplares, pois nelas a agricultura se solidificou devido às benéficas inundações do Rio Nilo e à implementação de sistemas de irrigação.

Na mesma medida, lançaremos luz sobre a evolução da culinária no transcorrer dos séculos, com especial enfoque no declínio do poder e da influência das localidades mediterrâneas – notadamente Roma –, em virtude das invasões bárbaras e de alguns desafios – a exemplo da contaminação da água canalizada por tubos de chumbo. A despeito desses obstáculos, o legado das técnicas culinárias forjadas nos banquetes da nobreza simbolizou uma força que moldou a culinária e a cultura alimentar através dos tempos.

1.2 A alimentação na Pré-História

Na era da Pré-História, quando a humanidade dava seus primeiros passos em sua incansável busca por alimentos, travava-se uma batalha diária pela própria sobrevivência. O homem desse período ainda aderia ao estilo de vida nômade, fundamentado na atividade de caça e coleta como meio de subsistência. A transição para o paradigma que define nossa sociedade contemporânea – o cultivo de plantas e a subsequente evolução das estruturas sociais – data de um intervalo que se estende aproximadamente de 10000 a.C. a 2000 a.C., uma variação ampla que reflete as distinções geográficas e as pistas arqueológicas dispersas pelo mundo.

Nesse cenário, a alimentação dos nossos ancestrais permanece sujeita a intensos debates e especulações. Os estudiosos empregam a expressão *caçadores-coletores* para caracterizar os primeiros habitantes, fazendo alusão ao estilo de vida desses homens. Predominantemente, a dieta deles era baseada na coleta de frutas e raízes como fontes primordiais de sustento – sujeitas às flutuações das condições climáticas. Esse território de investigação permanece tingido de controvérsias, principalmente em relação à ingestão de raízes, já que nem todas eram comestíveis em seu estado bruto; a coleta de raízes, portanto, representava uma empreitada morosa e pouco eficiente. Daí a primazia das frutas como pilar alimentar, pois a habilidade de identificar um fruto maduro era de grande vantagem.

Quando retomamos a questão da caça, torna-se claro que a oferta de presas era limitada, em parte devido às limitações físicas do homem. Em comparação com outros animais, o ser humano carecia de garras ou dentes capazes de derrubar uma presa, assim como lhe faltava a musculatura necessária para tal feito. Ademais, a velocidade dos primeiros habitantes, atributo fundamental para a atividade de caça e a própria sobrevivência, também era insuficiente. Mas, nesse cenário, o refinamento da capacidade cognitiva humana emergiu como última salvação. Em outras palavras, a habilidade intelectual mais aguçada, em comparação com outros representantes do reino animal, possibilitou a sobrevivência do homem em um cenário que, muitas vezes, mostrava-se desafiador.

De acordo com Celka (2016, p. 183), é necessário considerar que "A carne, nas representações sociais ocidentais, foi considerada, ao longo dos últimos séculos, indicadora de riqueza, sendo seu consumo avaliado como o motor de certa vitalidade individual e social".

Seguindo essa trajetória evolutiva, o homem começou a desenvolver armas rudimentares a partir de pedras e ossos de animais, com os quais forjou instrumentos com pontas afiadas o suficiente para infligir ferimentos mortais em suas presas, assegurando o sucesso da caça. Lanças, flechas, machadinhas e outros artefatos também foram ferramentas cruciais no arsenal do homem primitivo, capacitando-o a enfrentar os desafios referentes à atividade de caça.

Na Figura 1.1, a seguir, podemos observar exemplos de instrumentos utilizados pelo homem pré-histórico, simbolizando a jornada de inovação.

Figura 1.1 – Ferramentas criadas pelos homens pré-históricos

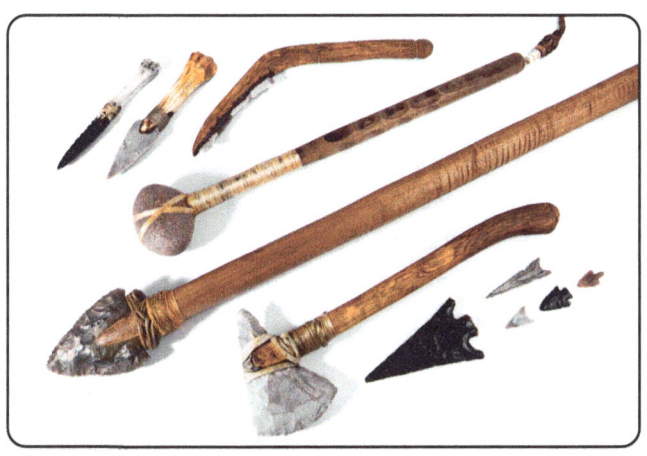

Nossas investigações revelaram distintas vertentes de pensamento que delineiam a alimentação na Pré-História. Uma dessas correntes sugere que as refeições consistiam predominantemente de restos das caçadas de outros predadores. Dito de outro modo, o homem ancestral só saciava seu apetite carnívoro ao tomar para si a carne obtida por outros animais, e suas ferramentas tinham a função de auxiliá-lo no processo de desmembramento. Entretanto, tal conjectura encontra resistência em evidências históricas que apresentam achados de partes específicas de animais, como pernas e quartos dianteiros – regiões ricas em carne. Isso, por sua vez, indica que o homem pré-histórico também poderia ter aderido à prática da caça direta. A presença de várias carcaças em um mesmo local – algo que destoa das típicas práticas predatórias – aponta para a hipótese de que o homem primitivo, e não predadores, era quem as carregava, conferindo força a essa teoria.

Outra perspectiva defende que os primeiros habitantes eram capazes de se agrupar, antecipando o que hoje identificamos como formas de cooperação em ataques a animais de maior porte. Esse processo denota profundas implicações, na medida em que marcou o início de uma organização mais estruturada – os rudimentos da sociedade – e, acima de tudo, catalisou o desenvolvimento da comunicação. É justamente em relação a esse aspecto que se insere a intrigante observação relativa ao empilhamento de carcaças em um único local. Tal comportamento pode ser interpretado como a evidência de um sistema social em formação, um marco crucial na jornada evolutiva do homem primitivo.

Porém, entre as diversas interpretações possíveis, há um denominador comum: o homem ancestral confiava primordialmente em uma dieta baseada em vegetais, mas recorria à carne sempre que surgisse a oportunidade. Fosse por meio do roubo de presas capturadas por outros predadores, fosse pela realização de suas próprias caçadas, a carne era um componente ocasional em sua alimentação. Contudo, é vital compreendermos que a organização social que se formava – com os primeiros homens agrupando-se em sociedade – significou uma ruptura decisiva com o antigo estilo de vida nômade. Esse novo paradigma, em que a convivência coletiva florescia, proporcionou o terreno fértil para a evolução da espécie humana.

1.3 A domesticação do fogo

Para uma compreensão abrangente do processo de domesticação do fogo, é necessário mergulharmos em uma análise cronológica que nos permita vislumbrar o porquê de essa conquista ter sido tão crucial para nossa sobrevivência e o desenrolar da história humana.

Há aproximadamente 10 milhões de anos, os primeiros ancestrais humanos subsistiam de insetos e frutas consumidos em sua forma crua. Contudo, com a progressiva desertificação da região africana, esses primatas se viram compelidos a abandonar as copas das árvores e passaram a se alimentar das frutas que caíam e fermentavam no solo. No decorrer do processo de evolução do homem, tal cenário propiciou o desenvolvimento de um mecanismo de metabolização do etanol, que, por sua vez, favoreceu a digestão e a conservação de gorduras.

Cerca de 7 milhões de anos depois, essa linhagem primata se dividiu em duas vertentes: a linhagem *Panina* (chimpanzés) e o gênero *Homo* (hominídeos), no qual estão incluídos os australopitecos. Nesse período, os ancestrais humanos levavam uma vida nômade, movendo-se pelo continente africano em busca de fontes de alimento. Três milhões de anos atrás, com a expansão das savanas africanas, os australopitecos sentiram a necessidade de adotar uma abordagem de vida mais coletiva. Nesse sentido, grupos começaram a compartilhar o consumo de frutas, folhas, ovos e insetos, até mesmo armazenando parte das caçadas. No entanto, a fonte exata da carne permanecia controversa, o que abre espaço para atuais indagações referentes ao fato de a carne ser resultado de caça ou subtraída de outros predadores – é importante destacar que, nesse contexto, a carne era meramente um complemento à dieta, como já mencionado.

Por volta de 2,3 milhões de anos atrás, surgiu uma das primeiras espécies que pode ser considerada humana, o *Homo habilis*, e pouco depois, há cerca de 1,7 milhão de anos, o *Homo erectus*, espécie que não foi apenas a primeira a deixar a África e alcançar a Eurásia, mas também foi pioneira ao desbravar territórios como a Jordânia e a Judeia, onde se deparou com a descoberta das vinhas. À medida que avançava pela China, encontrou o ancestral do arroz, e na Indonésia, desvendou os segredos da utilização do bambu.

> Apenas no início do período neolítico, com o surgimento da agricultura no Oriente Próximo, no Oriente Médio e depois na Europa, iniciou-se a cultura de cereais – principalmente o trigo e o centeio [...]. Quanto ao arroz, não se tem certeza se é originário da Índia ou da China. Mas sabe-se que por volta de 2.800 a.C. era a planta sagrada do imperador da China [...]. (Oliveira Neto, 2015, p. 13)

Simultaneamente, outro grupo de *Homo erectus* partiu rumo à Europa, onde enfrentou um clima mais temperado e uma marcante sazonalidade. Nesse panorama, a dieta dos homens evoluiu e passou a contemplar uma maior ingestão de carne, ainda crua. Entretanto, com o advento do uso do fogo no preparo de alimentos, tornou-se possível cozinhar os alimentos. Um aspecto digno de nota diz respeito ao fenômeno da antropofagia, isto é, à prática de consumir carne humana, que também se evidenciou no período. A esse respeito, o grupo que se estabeleceu na Europa enfrentou uma mudança climática que resultou em um resfriamento, impelindo-os a aumentar o consumo de carne como um meio de adaptação.

À medida que delineamos essa trajetória temporal, percebemos ser incontestável a relevância intrínseca do fogo como elemento que transcendeu a mera modificação de nossos hábitos alimentares, na medida em que adentrou os territórios que definiram nossa jornada evolutiva e a trama de nossa história coletiva. A esse respeito, Diez-Garcia e Castro (2011, p. 92) afirmam que

> o processamento do alimento pelo fogo estabeleceu mudanças profundas na alimentação humana. Aumentou a disponibilidade de energia, facilitou a mastigação de sementes e de outros vegetais ricos em fibras, assim como de carnes, cheias de músculos e tecido conectivo, aumentou seu tempo de conservação, permitiu proteção contra infecções e diminuiu a toxicidade de certos vegetais. Discute-se inclusive o papel do cozimento no processo evolutivo.

A exploração da utilização do fogo e sua subsequente domesticação permanecem imersas em um véu de incerteza quando se trata de estabelecer uma data precisa de início. Contudo, não nos faltam evidências arqueológicas que remontam a aproximadamente 1,5 milhão de anos, as quais revelam vestígios de cinzas e ossos expostos ao calor, possivelmente associados ao processamento alimentar. Isso sugere que, mesmo no estágio pré-histórico, quando incêndios irrompiam nas florestas, nossos ancestrais já intuíam o potencial do fogo para cozinhar alimentos, embora ainda desconhecessem a técnica para gerá-lo[1].

É inegável a importância do fogo para a humanidade, uma vez que ele promove uma metamorfose física nos alimentos que toca. Assim, vegetais outrora rígidos tornam-se tenros sob seu calor, o qual também é capaz de anular os compostos tóxicos de alguns alimentos que, graças a isso, podem ser ingeridos. Ademais, a textura e o sabor dos alimentos, especialmente das carnes quando expostas às chamas, transformam-se e enriquecem a paleta da culinária humana.

Além das transformações gustativas e sensoriais proporcionadas pelo fogo, ele também desempenha o papel vital de erradicar os microrganismos prejudiciais dos alimentos, conferindo uma camada extra de segurança alimentar aos seres humanos. Nessa ótica, ao amansar o fogo, o homem pré-histórico descobriu o poder de congregação que lhe possibilitou formar laços em torno da fogueira (Figura 1.2), prolongar o dia e plantar as sementes da socialização. O ato de comer ao redor do calor compartilhado do fogo semeou as bases para futuras mesas e cozinhas e simbolizou o início da prática humana de se estabelecer em assentamentos fixos, representando um desvio crucial em relação ao antigo estilo de vida nômade.

O fogo, em sua magnitude, ofereceu segurança e abrigo, afugentando predadores e armazenando defesas contra ameaças. Suas chamas generosas forneceram calor nas noites gélidas e abriram novos horizontes aos homens primitivos, que desbravaram regiões previamente desconhecidas. Profundamente enraizado na história, o fogo figura como um pilar marcante de nossa evolução e permanece, indubitavelmente, como um farol iluminador até os dias atuais.

---

1 Um vislumbre adicional acerca do domínio do fogo aponta para as imediações da aldeia de Zhoukoudian, próximo a Pequim, em que foram descobertos vestígios de uma fogueira primitiva feita, aproximadamente, 550 mil anos antes da nossa era.

Figura 1.2 – Família neandertal ou *Homo sapiens* cozinhando carne de animal em uma fogueira

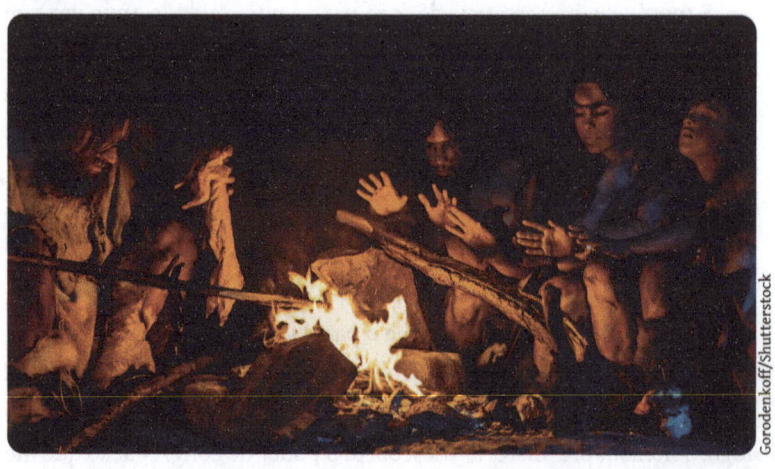

A domesticação do fogo conferiu à humanidade a capacidade de forjar o entorno conforme suas necessidades. Nesse contexto, surgiu um conhecimento mais amplo, ou seja, muito além do simples ato de cozinhar alimentos: a compreensão de que o fogo poderia ser o artífice de ferramentas e armas, o que significou um passo crucial na busca pela sobrevivência. Por sua vez, a maestria sobre o fogo permitiu a exploração de territórios desconhecidos. Assim, o homem passou a colonizar diversos ambientes, desde densas florestas a amplas savanas até áridos desertos e majestosas montanhas. Portanto, esse elemento natural emergiu como a chave que destrancou a capacidade de adaptação a uma variada gama de localidades.

Nas eras pré-históricas, o fulgor das chamas também impulsionou o desenvolvimento da arte rupestre (Figura 1.3). Nas paredes das cavernas, o homem primitivo retratou cenas de caça, bem como figuras humanas e animais, abrindo uma janela única para o passado. Tais registros artísticos, preservados com o passar dos séculos, proporcionam uma visão evolutiva e uma profunda compreensão das dinâmicas históricas.

As narrativas visuais plasmadas por essas pinturas não apenas testemunham a evolução da criatividade, como também atestam sua influência na comunicação. Dessa maneira, foram criadas formas de representação cada vez mais complexas, responsáveis por transmitir informações intricadas e estabelecer os fundamentos da linguagem visual que perduram até nossos tempos.

Figura 1.3 – Registros da arte rupestre nas cavernas

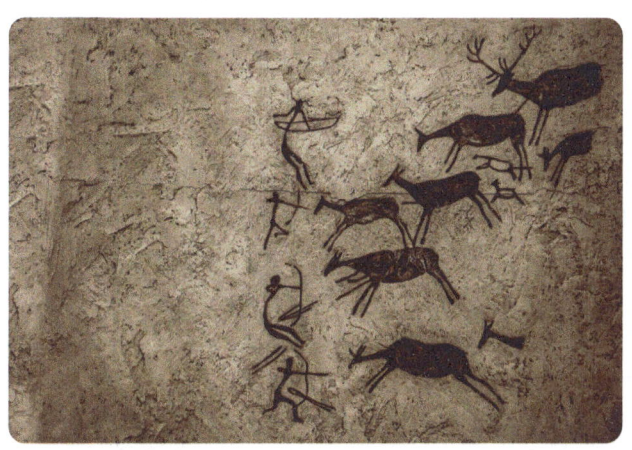

O processo de descoberta subsequente à domesticação do fogo também acarretou uma série de desafios e responsabilidades para o homem pré-histórico. Enquanto adentrava territórios desconhecidos, ele inevitavelmente enfrentou incêndios acidentais. A falta de uma compreensão aprofundada do fenômeno da combustão e de sua propagação impedia os homens ancestrais de dominarem completamente as chamas. Em outras palavras, esse desconhecimento representava uma barreira inicial para a coexistência harmoniosa com o fogo.

A despeito desses obstáculos, o aprendizado decorrente de tantas experiências foi o que, em última análise, permitiu a evolução das práticas relacionadas ao fogo. Os desafios iniciais lançaram as bases para inovações que definem nossa realidade atual. A partir do domínio inicial do fogo, desdobrou-se uma série de desenvolvimentos que culminaram em tochas, lampiões, lâmpadas, fogões e fornos – criações cujas raízes remontam ao ancestral e primordial conhecimento a respeito desse elemento natural. O fogo, que inicialmente foi uma força misteriosa, eventualmente se tornou uma ferramenta multifacetada, moldada por um profundo entendimento e um incessante desejo de controle.

1.4 Caça: a arte da sobrevivência e a busca pelo sabor

Explorando a complexidade do domínio da caça, é essencial dizer que o homem pré-histórico que se destacava nesse ofício já havia passado por adaptações notáveis. Esse progresso se evidenciava em suas mãos evoluídas, dotadas da habilidade de agarrar com precisão e, com efeito, conferindo-lhe a destreza necessária para ser bem-sucedido em suas incursões de caça. Essas mãos adaptadas se tornaram um diferencial significativo, na medida em que lhe permitiram manipular ferramentas com maior eficácia.

Em relação à anatomia bucal, a transformação também era notável. Os dentes caninos, agora mais proeminentes e afiados, adquiriram a capacidade de rasgar a carne durante as refeições. Os molares, por sua vez, apresentavam adaptações que os habilitavam a mastigar uma gama variada de alimentos, de vegetais mais fibrosos a carnes suculentas.

No que tange à musculatura, os membros superiores se destacavam pelo desenvolvimento acentuado, o que garantiu ao homem pré-histórico a capacidade de arremessar lanças com precisão e potência. A resistência cardiovascular, superior à dos dias atuais, conferia-lhe uma vantagem vital na busca por presas ágeis e fugidias.

Quanto aos aspectos sensoriais, a visão aguçada possibilitava a detecção de movimentos sutis, enquanto as narinas ampliadas, de olfato apurado, eram capazes de identificar pistas olfativas importantes para rastrear a presa.

A evolução não se limitava aos membros superiores; os membros inferiores também tinham passado por adaptações cruciais. Os pés, moldados para a marcha bípede, e a postura ereta permitiam que o homem ancestral corresse, liberando os membros superiores para carregar ferramentas e lanças, o que lhe garantia uma eficácia notável na caça em terrenos variados. Além disso, a coordenação e a comunicação entre os integrantes de um grupo eram facilitadas por essas adaptações, favorecendo as caçadas cooperativas.

Essas mudanças anatômicas, obviamente, não poderiam deixar de influenciar o cérebro e o crânio. Com um cérebro mais desenvolvido, o homem primitivo se tornou capaz de planejar estratégias de caça mais elaboradas, assegurando-lhe uma vantagem tática sobre suas presas. O posicionamento dos olhos, modificado para uma visão estereoscópica, também era crucial para calcular distâncias com precisão e coordenar ataques com mais eficácia.

É importante destacar que tais adaptações não eram uniformes, ou seja, variavam de acordo com as regiões geográficas e as condições ambientais. Cada conjunto de características refletia um delicado equilíbrio entre a pressão seletiva e as necessidades específicas da sobrevivência em diferentes ecossistemas.

1.4.1 Variedade de presas

À medida que adentramos na Pré-História por meio dos vestígios arqueológicos, gradativamente se desvela a compreensão das preferências alimentares dos homens desse período ancestral. É fundamental ressaltar que cada região ostentava particularidades distintas, moldadas por características climáticas e geográficas peculiares. Diante desse panorama diversificado, a caça se submetia às nuances sazonais e aos padrões migratórios dos animais, o que requeria dos homens da época uma abordagem estratégica.

É plausível supor que os animais ungulados, esses mamíferos que ostentam cascos fendidos, despontavam como alvos de caça altamente valorizados. A apreciação recaía em suas dimensões generosas, visto que proporcionavam quantidades substanciais de carne, além de seus ossos, que assumiam a função de ferramentas, e das peles, que se transformavam em vestimentas e abrigos. Entre as espécies cobiçadas, figuravam veados, cavalos, bisões e mamutes. A caça de predadores carnívoros, como lobos e felinos de menor porte, embora não fosse tão frequente, em virtude do risco que estes representavam como predadores, também era praticada. Nesse caso, a obtenção de carne era acompanhada do aproveitamento das peles, muito valorizadas por seu potencial de fornecer calor.

As aves se sobressaíam como presas de abate relativamente mais fácil, sendo uma alternativa apetitosa para os homes ancestrais. Além disso, as penas desses animais também eram utilizadas como matéria-prima para a confecção de roupas. Os peixes e frutos do mar representavam uma fonte de alimento frequente para aqueles que habitavam áreas costeiras ou próximas a cursos d'água. O consumo regular desses recursos aquáticos denota a diversidade das estratégias de sobrevivência adotadas pelas diferentes comunidades.

O variado leque de opções alimentares que acabamos de citar ressoa como um reflexo da complexa interação entre o homem pré-histórico e o ambiente circundante. Os recursos disponíveis moldaram suas práticas de caça e coleta, refletindo tanto a adaptação criativa às circunstâncias quanto as limitações impostas pela natureza.

1.4.2 Técnicas de caça

Conforme evidenciado anteriormente, a variedade de animais caçados demandava uma diversidade de técnicas e estratégias para abatê-los com sucesso. Uma dessas abordagens era a emboscada: o homem pré-histórico escolhia locais onde os animais se alimentavam ou bebiam água e aguardava pacientemente, pronto para atacar quando a oportunidade surgisse.

Outra tática adotada era a perseguição prolongada, um método de exaustão em que o animal era perseguido até que se cansasse completamente, tornando-se uma presa mais acessível. Paralelamente, também era praticada a estratégia colaborativa de caça em grupo, na qual os caçadores cercavam e encurralavam um grupo de animais, atacando-os de diversas direções. Essa abordagem exigia uma comunicação eficaz e coordenação entre os caçadores.

Com o passar dos anos, as técnicas evoluíram e deram origem a armadilhas engenhosas, como redes ou fossos cobertos com folhagem, visando capturar os animais. Tais métodos se baseavam em técnicas de rastreamento desenvolvidas por meio da observação atenta de comportamentos, pegadas e rotas frequentadas pelos animais, o que possibilitou a elaboração de estratégias de captura mais refinadas.

Nesse cenário, as armas de arremesso, como lanças e dardos, desempenharam um papel fundamental. Leves e aerodinâmicas, elas podiam ser lançadas de uma distância segura, conferindo maior precisão ao ataque, vantagem que permitia seu uso tanto em terra como na água. Adicionalmente, técnicas de armadilhas aquáticas, que remontavam às redes modernas, também eram empregadas para capturar presas aquáticas.

Ao longo do tempo, o homem pré-histórico deu início à domesticação de animais de caça, entre os quais se destacavam os cães de caça, como destaca Moretto (2017, p. 112): "Os caçadores coletores da América, mesmo após a sedentarização, domesticavam cerca de três ou quatro espécies animais. Os cães foram os primeiros animais domesticados neste continente por estes grupos, pois auxiliavam na caçada [...]".

Esses animais não apenas auxiliavam na busca por presas, como também eram importantes no pastoreio. Além disso, o conhecimento do homem se expandiu e passou a incluir a domesticação de plantas, quando a prática do cultivo emergiu como forma adicional de garantir o suprimento de alimentos. O progresso referente à exploração das possibilidades do mundo natural pavimentou o caminho para o desenvolvimento de culturas mais complexas e sociedades mais avançadas.

1.4.3 Transição para a agricultura

A trajetória da humanidade é profundamente entrelaçada com o desenvolvimento e o progresso da agricultura, que não apenas representa um marco crucial, mas também se revela como um dos pilares fundamentais para a evolução da sociedade. A habilidade de cultivar plantas e domesticar animais revolucionou nossa relação com o ambiente e se mostrou vital na formação das civilizações e na construção dos alicerces da vida moderna.

A transição da prática nômade para uma vida em locais fixos foi grandemente possibilitada pelo domínio da agricultura. O ato de plantar e colher culturas agrícolas trouxe consigo a estabilidade necessária para que comunidades se estabelecessem permanentemente. Aldeias e cidades floresceram onde antes havia apenas grupos errantes em busca de sustento. Esse enraizamento favoreceu o florescimento de culturas, a construção de estruturas sociais mais complexas e o desenvolvimento de tecnologias que transcendiam as necessidades básicas.

Ademais, a prática agrícola proporcionou uma transformação radical na obtenção de alimentos. Antes dependente da caça, da coleta e das imprevisíveis condições da natureza, a sociedade passou a contar com uma fonte mais constante e previsível de sustento, o que não apenas aliviou a pressão sobre a busca diária por comida, como, ainda, permitiu a acumulação de excedentes e, com efeito, proporcionou o surgimento de especializações econômicas e o início do comércio.

A história da agricultura é repleta de exemplos inspiradores que ilustram seu impacto transformador. A revolução agrícola neolítica, por exemplo, testemunhou a transição de sociedades de caçadores-coletores para comunidades agrícolas. O cultivo de cereais como trigo e cevada no Crescente Fértil deu origem a assentamentos permanentes, desencadeando uma mudança profunda nas estruturas sociais. Na América Central, civilizações como os maias desenvolveram técnicas avançadas de cultivo em terraços e sistemas de irrigação que sustentaram populações densas e sofisticadas.

Mesmo na era moderna, a agricultura permanece sendo uma força motriz. A Revolução Verde, por exemplo, introduziu variedades de culturas de alto rendimento e práticas intensivas que contribuíram para aumentar drasticamente a produção de alimentos, permitindo alimentar uma população global em rápido crescimento. Hoje, a agricultura de precisão, combinada com avanços biotecnológicos, está abrindo portas para cultivos mais eficientes e sustentáveis, capazes de enfrentar desafios ambientais e de segurança alimentar. A fim de tornar a linha do tempo da agricultura mais didática, trataremos separadamente dos períodos a ela vinculados e de seus principais acontecimentos nos próximos parágrafos.

Como observamos anteriormente, os seres humanos do período pré-histórico, especificamente durante o paleolítico (aproximadamente, de 2,6 milhões de anos atrás até 10000 a.C.), eram predominantemente caçadores-coletores. Essa população nômade seguia as migrações dos animais e a sazonalidade dos alimentos em busca de sobrevivência.

A transição para o neolítico (10000 a.C.-8000 a.C.) acompanhou o surgimento de grupos humanos que perceberam a possibilidade de influenciar o crescimento de plantas selvagens, como os grãos. Nesse sentido, eles começaram a coletar grãos e replantá-los, o que demarcou o início da prática agrícola. Tal mudança ressignificou a relação dos homens com o ambiente e, consequentemente, demandou destes a observação atenta das estações e das condições de cultivo, bem como o manejo das plantas.

Os registros históricos indicam que a agricultura e a domesticação de animais tiveram início no Oriente Médio. Esse desenvolvimento logo se expandiu para outras localidades do Mediterrâneo, enquanto ao norte ainda perduravam as práticas de coleta e caça, mesmo após a era cristã. O Egito, notável pela região ao longo do Rio Nilo, emergiu como um centro agrícola de destaque, devido às inundações anuais do rio. As enchentes sazonais deixavam um sedimento fértil nas margens do Nilo após a vazante, proporcionando um solo propício para o plantio. Desse modo, um elaborado sistema de irrigação foi desenvolvido a fim de direcionar a água para locais específicos, o que favorecia as colheitas por todo o ano.

A China também desempenhou um papel essencial no desenvolvimento agrícola – há evidências de plantio do arroz em 7.000 a.C, aproximadamente. Esse alimento, que se tornou fundamental na dieta do país, era cultivado em terraços inundados. Com o passar do tempo, os chineses contribuíram com a expansão agrícola por meio de técnicas como a rotação de culturas, sistemas de irrigação e métodos de cultivo em terraços para prevenir a erosão do solo.

A revolução agrícola alterou drasticamente a relação entre os seres humanos e a natureza, na medida em que proporcionou aos homens pré-históricos maior controle sobre a produção de alimentos, pavimentando o caminho para o surgimento de comunidades mais complexas e interdependentes.

A esse respeito, é crucial ressaltar que a adoção da agricultura sinaliza a transição para um estilo de vida mais sedentário. Nesse estágio, o homem não precisava mais percorrer extensas distâncias em busca de alimento, uma vez que cultivava plantas em sua proximidade. Embora essa mudança esteja distante do sedentarismo moderno, representa um ponto de partida significativo. Contudo, tal transformação promovia melhorias na estabilidade alimentar, permitindo a acumulação de excedentes durante períodos de abundância para serem utilizados em tempos de escassez.

A garantia de uma alimentação mais estável possibilitou o aumento populacional, o que contribuiu para dar origem às estruturas familiares, ainda rudimentares. Além disso, tal cenário oportunizou aos homens da época a especialização no trabalho, ou seja, cada indivíduo do grupo desempenhava uma tarefa específica. Esse avanço também demandou o desenvolvimento de tecnologias mais avançadas, como arados e sistemas de irrigação, a fim de otimizar a produção agrícola.

A dieta das comunidades pré-históricas sofreu alterações substanciais. O cultivo de cereais, como trigo, cevada, arroz e milho – embora variantes das que conhecemos atualmente –, passou a ser uma prática comum. Leguminosas como lentilhas, ervilhas e feijões, bem como tubérculos como batata e inhame, também foram introduzidos. Hortaliças e frutas complementavam a alimentação dos grupos, mas a seleção variava de acordo com as condições climáticas e geográficas de cada região.

Considerando o exposto, podemos concluir que a revolução agrícola foi fundamental para a transformação das sociedades humanas, na medida em que inaugurou um período de maior estabilidade, aumento populacional e divisão mais especializada do trabalho. Nessa ótica, ela simbolizou um importante passo em direção à construção das civilizações que conhecemos hoje. Porém, não podemos nos esquecer de outras consequências desse acontecimento, como destacado por Lima (2017, p. 49):

> Após a segunda metade do século XX, a revolução agrícola contemporânea e a sua variante, conhecida como revolução verde, foram capazes de elevar a produtividade e a produção de alimentos no mundo, porém, essas revoluções causaram um empobrecimento significativo dos camponeses, tornando as populações rurais das regiões menos favorecidas do globo vulneráveis à fome e à desnutrição, originando realidades surpreendentes [...].

1.4.4 Desafios sociais, ambientais e nutricionais na agricultura

Os desafios que os homens pré-históricos enfrentaram estavam longe de serem percebidos com clareza na época. Isso porque o foco era a busca pela sobrevivência e a exploração de um mundo até então vasto e desconhecido. Atualmente, no entanto, conseguimos compreender mais nitidamente os obstáculos pelos quais aqueles homens tiveram de passar.

Quando eles começaram a se estabelecer em locais específicos, tiveram de conviver com uma série de desafios sociais. A fixação em um só lugar permitiu o crescimento das famílias, resultando em um aumento populacional exponencial em um curto período. No entanto, essa expansão acelerada levou a uma demanda por mais recursos do que a agricultura poderia fornecer.

As adversidades climáticas também eram significativas, uma vez que um imprevisto poderia devastar uma safra inteira. Esse contexto frequentemente acarretava períodos de fome, pois os homens da época passavam a depender cada vez mais da produção agrícola. Embora a natureza oferecesse uma fonte contínua de alimentos por meio da coleta, o crescimento populacional tornava essa tarefa cada vez mais difícil.

Com o aumento da população, a expansão dos campos de cultivo se fez necessária, o que ocasionou o desmatamento em larga escala e, consequentemente, deu início às preocupações ambientais. À medida que a fertilidade do solo se esgotava, novas áreas precisavam ser abertas para o plantio, em um ciclo que refletia uma falta de compreensão sobre a renovação natural dos solos.

Além disso, o cultivo de espécies semelhantes em larga escala favorecia a proliferação de pragas que se alimentavam das plantas. Nesse sentido, lidar com pragas e doenças representava uma batalha desafiadora, pois não se dispunha de recursos tecnológicos para combatê-las de maneira eficaz.

O agrupamento humano em locais fixos também deu origem a doenças antes desconhecidas. Com a escassez de variedade de alimentos nutritivos, a seleção de um pequeno conjunto de alimentos favorecia a pouca diversidade nutricional. Tal situação desencadeou deficiências vitamínicas e minerais que, hoje, compreendemos como causadoras de doenças.

Apesar de todos esses desafios, é notável como a humanidade soube enfrentá-los e superá-los ao longo do tempo, o que nos permitiu chegar até o presente. Cada período da história apresentou suas próprias dificuldades, e foi o confronto com as adversidades que impulsionou o avanço das tecnologias.

Vale destacar, ainda, que a coexistência social originou a criação de espaços dedicados à culinária, como cozinhas em lares, e à gastronomia em si. Preparações alimentares, considerações de saúde, o desenvolvimento de utensílios e outros aspectos relacionados à alimentação estiveram interligados nesse processo, conforme exploraremos no decorrer desta obra.

1.4.5 O nascimento da culinária

É importante definirmos o que é a *culinária* para, posteriormente, abordarmos sua evolução na história. A palavra *culinária*, derivada do latim *culinarius* e de *culina* (cozinha), refere-se à arte de cozinhar e de criar sabores culturais distintos. Trata-se de um fenômeno humano com regras e tradições que moldam a preparação e o consumo de alimentos.

A perspectiva antropológica entende a culinária como resultado da interação humana com o ambiente, por meio da qual são geradas diversas soluções alimentares. Nesse sentido, ela é simbólica na medida em que cumpre funções sociais e econômicas – valores simbólicos práticos se tornam essenciais com o passar dos anos. A bioquímica analisa combinações alimentares e seus efeitos em nutrientes e compostos bioativos, enquanto a alimentação une nutrição e tradições culturais.

Ao considerarmos cuidadosamente os eventos e os intricados processos evolutivos apresentados até o momento, podemos perceber a forma gradual pela qual o cenário culinário, tal como o conhecemos no presente (e que estamos dedicados a preservar com afinco), foi sendo moldado ao longo do tempo. A atuação das forças da evolução no transcorrer de eras tem sido responsável por dar forma àquilo que hoje apreciamos como nossas práticas alimentares. O ato aparentemente simples de compartilhar uma refeição com companheiros ao redor de uma mesa, um gesto que inicialmente encontrava espaço nas proximidades de fogueiras ancestrais ou em locais rudimentares de preparação de alimentos, representa uma tradição profundamente enraizada que atravessou os séculos.

No decurso das eras, a tradição de nos reunirmos para partilhar alimentos transcendeu as barreiras do tempo e do espaço, encontrando seu lugar nos corações e hábitos de inúmeras gerações. Desde o início da humanidade, quando os primeiros grupos humanos se juntavam próximos ao calor reconfortante das fogueiras para dividir os frutos de suas caçadas e colheitas, até os elaborados banquetes das sociedades modernas, essa prática tem se mostrado inquebrantável, conectando nossas vivências com as de nossos antepassados distantes.

Por meio das mudanças culturais e tecnológicas, o ato de compartilhar uma refeição manteve sua ressonância emocional e sua importância como veículo de conexão humana. As histórias divididas, as risadas ecoando em torno das mesas e até mesmo os momentos de silêncio deram origem a uma tapeçaria complexa de memórias e experiências que atravessaram fronteiras e épocas. É um lembrete tangível da nossa interconexão, uma celebração de nossa humanidade partilhada.

Assim, ao examinarmos os meandros da evolução culinária, somos instados a valorizar não apenas as deliciosas criações que preenchem nossos pratos, mas também o ato sagrado de nos reunirmos para compartilhá-las. Essa é uma tradição que, apesar das mudanças monumentais que a humanidade testemunhou, permanece como uma âncora que nos lembra da essência fundamental de nossa natureza social e da busca incessante por conexão e pertencimento.

Com o passar do tempo, vivenciamos o desenvolvimento e o aprimoramento de utensílios de cozinha, como panelas e potes, os quais foram essenciais para transformar a maneira como nos alimentamos. A própria ideia de uma mesa, como a conhecemos atualmente, veio a existir posteriormente, representando uma mudança significativa na cultura alimentar.

Na Antiguidade clássica da cultura greco-romana, podemos vislumbrar um cenário fascinante em relação às refeições, o qual se desdobrava em detalhes ricos e simbólicos. Nesse período distante, as refeições não eram simples atos de nutrição, mas sim rituais que desvendavam as intrincadas nuances das hierarquias sociais da época. Esse ritual de alimentação ocorria nos sofás ou divãs onde as pessoas se recostavam, transcendendo a funcionalidade básica da alimentação e adentrando o reino da representação social.

No contexto dos banquetes, a maneira como cada indivíduo se posicionava nos divãs carregava uma significância que ia além do mero conforto físico. Tratava-se de uma linguagem silenciosa de *status* e prestígio, por meio da qual a disposição nas camas indicava claramente a posição social de cada pessoa na hierarquia daquele tempo. Era como se a configuração dos divãs se transformasse em um espelho do tecido social, refletindo quem detinha o poder e a influência e, também, quem ocupava as camadas mais periféricas.

Entretanto, a importância desses encontros não se limitava à ostentação social. Tais refeições constituíam teatros de interações sociais e fóruns de troca de ideias. Sob essa perspectiva, compartilhar uma refeição ultrapassava os limites físicos das mesas, ou seja, era um veículo para a construção de relacionamentos e o intercâmbio de pensamentos. À medida que as iguarias eram partilhadas, as conversas fluíam, e a interação em torno da mesa se tornava um catalisador para o florescimento de ideias, debates e amizades duradouras.

Esse intrigante costume da Antiguidade clássica nos convida a refletir sobre como a comida e as refeições têm sido, ao longo dos séculos, mais do que meras fontes de nutrição. Em outras palavras, elas representam um reflexo dos valores e das estruturas sociais da época, um palco para a expressão e a reafirmação das relações humanas, bem como uma plataforma para a troca de conhecimentos e experiências. Da mesma forma que os divãs de outrora simbolizavam hierarquias, os banquetes de hoje continuam a ser espaços nos quais a comida se mescla com a cultura, o sabor se funde com o simbolismo e as conversas ao redor das mesas transcendem o alimento, fazendo reverberar o eco duradouro da nossa busca por conexão e entendimento mútuo.

No transcorrer da história, já na Idade Média e na época do Renascimento, as refeições passaram por um processo evolutivo que contribuiu para torná-las mais elaboradas e formais. Mesas opulentas em salões de banquetes foram convertidas em lugares comuns, onde os convidados se acomodavam em bancos ao redor de extensas superfícies retangulares. Tal configuração não apenas servia para a alimentação em si, como também refletia a exibição de riqueza e a posição social de cada sujeito, uma vez que a disposição dos assentos indicava claramente seu *status*.

A era dos banquetes, uma época marcante que deixou um legado significativo, especialmente no Egito, na Grécia e em Roma, caracterizou-se por suntuosos eventos culinários que se desdobravam, principalmente, nas esferas das classes mais abastadas. Nesse sentido, tais banquetes, verdadeiros espetáculos gastronômicos, não representavam apenas uma questão de saciar a fome, mas uma exibição elaborada de *status* e opulência. Enquanto a elite da sociedade desfrutava dessas extravagantes celebrações culinárias, vale destacar que outras civilizações também registravam notáveis proezas no mundo da culinária.

Por um lado, as sofisticadas civilizações mesopotâmicas dominavam técnicas culinárias avançadas que ecoam até os dias atuais. Entre essas habilidades, destacavam-se as técnicas de conservação de alimentos, nas quais eles eram verdadeiros especialistas. Métodos de preservação de alimentos, como o emprego da defumação, da salga e, até mesmo, a utilização de azeite de oliva, revelavam uma profunda compreensão da intersecção entre a culinária e a ciência. Além de prolongarem a vida útil dos alimentos, essas práticas ainda contribuíam notavelmente para diversificar o repertório culinário da humanidade, enriquecendo-o com sabores e texturas únicas.

Enquanto as magníficas festas de banquetes nas civilizações clássicas se destacavam pela grandiosidade e pela ostentação, as inovações gastronômicas das civilizações mesopotâmicas representavam uma abordagem igualmente vital e impactante. Cada uma dessas expressões culinárias, provenientes de diferentes partes do globo e de épocas distintas, colaborou para a rica tapeçaria que é a culinária humana. Elas ecoam um entendimento intrincado da relação entre comida e cultura, nutrição e criatividade e tradição e inovação. No fundo, essas manifestações gastronômicas ressoam como testemunhas do nosso desejo inato de explorar e transcender os limites do possível, deixando um saboroso legado para as gerações vindouras.

Diferentes civilizações que se desenvolveram ao longo da região do Mar Mediterrâneo também foram significativas para o desenvolvimento da culinária. Sumérios, babilônios, assírios, hebreus, persas e chineses contribuíram com sistemas de organização e hierarquia que estavam diretamente relacionados à sobrevivência e ao prazer de comer. Ainda, a descoberta de receitas registradas em tábuas de argila revelou notáveis semelhanças com as estruturas das receitas modernas. Os métodos de preparo frequentemente envolviam elaborados caldos à base de legumes e proteínas, como cordeiro e aves, enriquecidos com uma gama diversificada de temperos e especiarias, incluindo vinagre, cebola, alho, cominho, coentro e uma variedade de ervas. A prática de utilizar o sangue das proteínas – presente na culinária regional brasileira – também era comum em muitas dessas culturas.

O Egito desempenhou um papel fundamental na inovação do processo de fermentação natural da massa, simbolizando um importante marco na história da culinária que levou à criação dos primeiros pães. Já a Grécia se destacou não apenas por suas descobertas culinárias, como também por obras literárias que documentavam e celebravam essas experiências gastronômicas.

Por sua vez, Roma emergiu como um centro culinário de excelência, beneficiando-se do intercâmbio cultural com os gregos e absorvendo elementos da culinária mediterrânea em sua própria tradição gastronômica. Em Roma, os banquetes eram eventos frequentes, extravagantes e, muitas vezes, estendiam-se por quatro dias, apresentando uma profusão impressionante de pratos. Carneiros, frangos, patos, pavões, cabras, porcos, aves silvestres, frutos do mar, frutas, produtos derivados do leite e oleaginosas eram oferecidos em abundância. Durante esses banquetes, os alimentos eram frequentemente consumidos com o auxílio de colheres, enquanto as proteínas eram saboreadas em pequenas porções levadas à boca pelos próprios dedos dos indivíduos. Cada convidado trazia seu próprio guardanapo pessoal para higienizar as mãos – reflexo da sofisticação e da etiqueta vinculadas a tais ocasiões.

À medida que navegamos por esse cenário culinário, percebemos que o papel dos cozinheiros também passou por uma evolução intrigante e transformadora. Nos primórdios, quando as bases dessa tradição estavam sendo lançadas, esses trabalhadores não raro assumiam posições que não eram além da de escravos comuns, executando suas tarefas nas sombras da culinária. Entretanto, conforme os banquetes, verdadeiros espetáculos gastronômicos, começaram a ganhar protagonismo na Roma antiga, uma paradigmática mudança tomou forma.

A ascensão dos banquetes mais frequentes e elaborados trouxe consigo uma nova apreciação pelo talento e pela maestria culinária. Foi nesse cenário que *chefs* habilidosos, dotados de um excepcional domínio no planejamento e na execução desses eventos especiais, emergiram como figuras de imenso valor. Se antes as tarefas eram executadas quase mecanicamente, agora havia uma busca por criatividade, inovação e *expertise* na culinária. A habilidade de transformar simples ingredientes em banquetes de tirar o fôlego tornou-se uma arte reverenciada.

O impacto dessa mudança foi profundo e multifacetado. A remuneração dos cozinheiros talentosos deixou de ser uma mera formalidade e passou a ser substancial, reconhecendo-se o valor que eles acrescentavam aos eventos. Nessa perspectiva, ter um renomado *chef* de cozinha à frente de um banquete não era apenas uma escolha prática, mas também um símbolo de prestígio e *status* social. Dito de outro modo, consistia em uma demonstração da habilidade de proporcionar uma experiência gastronômica inigualável, um testemunho da capacidade de encantar os sentidos e cativar as mentes mediante os prazeres da culinária refinada.

A trajetória dos cozinheiros, portanto, reflete a própria evolução da culinária como um todo. De meros executores de tarefas a criadores de experiências, eles personificaram a transição da culinária como necessidade básica para uma forma de arte elevada. Seja nas antigas cozinhas romanas, seja nas cozinhas contemporâneas, a jornada dos cozinheiros continua a simbolizar a profunda relação entre a evolução da culinária e a constante busca por excelência e inovação.

No entanto, no decurso do tempo, o poder das nações mediterrâneas, especialmente Roma, começou a enfraquecer. A invasão bárbara durante o século V d.C. e questões como a contaminação de alimentos devido ao uso de água canalizada através de canos de chumbo contribuíram para a decadência do império romano. Mesmo com essas adversidades, o legado das técnicas culinárias desenvolvidas durante esses suntuosos banquetes continuou influenciando e enriquecendo a gastronomia e a cultura alimentar ao longo dos séculos que se seguiram.

> **Para saber mais**
>
> POLLAN, M. **Cozinhar:** uma história natural de transformação. Tradução de Cláudio Figueiredo. Rio de Janeiro: Intrínseca, 2014.
>
> No livro *Cozinhar: uma história natural de transformação*, publicado pela Editora Intrínseca, Michael Pollan explora como os elementos da natureza (fogo, água, ar e terra) se comunicam com os alimentos, além de discorrer sobre a afirmação de que o ato de cozinhar é o que nos difere de outros animais. Trata-se de um excelente material de apoio para os nossos estudos.

Síntese

Neste capítulo, apresentamos uma profunda análise referente à evolução da humanidade ao longo da história, enfatizando a influência crucial de fatores como a domesticação do fogo, a transição para a agricultura e a elaboração de técnicas culinárias no modo pelo qual os seres humanos se nutrem e se sentam às mesas para se alimentar. Dos tempos pré-históricos, nos quais os primeiros homens caçavam e colhiam alimentos, até as intricadas práticas gastronômicas das antigas civilizações, como a grega e a romana, evidenciamos que a culinária foi esculpida por uma complexa interação de elementos sociais, culturais e ambientais.

Além disso, também abordamos a mudança para a agricultura, fato que, além de proporcionar estabilidade alimentar aos homens ancestrais, estabeleceu a base necessária para o surgimento de comunidades e a evolução de tecnologias culinárias inovadoras. Nesse sentido, vimos que os suntuosos banquetes da época expressavam a hierarquia social, bem como eram janelas para a riqueza cultural, uma vez que as descobertas culinárias e os cruzamentos culturais enriqueceram as tradições gastronômicas. Ademais, a culinária revelou uma notável adaptabilidade diante de desafios como pragas e alterações ambientais, demonstrando sua natureza dinâmica e resiliente ao longo do tempo.

Questões para revisão

1. Como a transição da caça e da coleta para a agricultura influenciou não apenas os hábitos alimentares, mas também a estrutura social e cultural das comunidades humanas ao longo da história?

2. De que forma as práticas culinárias das antigas civilizações, como Grécia e Roma, impactaram não apenas a alimentação, mas também as dinâmicas sociais, a hierarquia e as tradições culturais da época?

3. Assinale a alternativa que indica um dos fatores-chave que contribuiu para a transição da caça e da coleta para a agricultura:
   a) A invenção da escrita.
   b) A domesticação de animais.
   c) O desenvolvimento de tecnologias digitais.
   d) A expansão marítima.
   e) A descoberta da eletricidade.

4. Na Roma Antiga, os banquetes extravagantes eram realizados com qual finalidade?
   a) Possibilitar a prática de exercícios físicos.
   b) Promover competições musicais.
   c) Demonstrar riqueza e *status* social.
   d) Executar o treinamento militar.
   e) Realizar experimentos científicos.

5. Em que medida a domesticação do fogo impactou a culinária pré-histórica?
   a) Tornou a caça mais difícil.
   b) Reduziu a necessidade de coletar frutas.
   c) Facilitou o consumo dos alimentos.
   d) Levou à extinção de espécies animais.
   e) A domesticação do fogo não impactou a alimentação.

Questões para reflexão

1. Que relação é possível estabelecer entre a evolução da alimentação e da culinária ao longo da história e os fatores sociais, ambientais e culturais? Atualmente, como podemos utilizar essa compreensão para aprimorar o modo como nos alimentamos?
2. Leia o trecho que segue:

> Na Roma antiga, o desenvolvimento culinário estava intrinsecamente vinculado à sociedade e à cultura locais. Os banquetes romanos eram muito mais do que simples refeições; eram verdadeiras celebrações de riqueza, poder e hierarquia social. A configuração desses banquetes refletia os valores e a estrutura da sociedade: os convidados reclinavam-se em divãs, posicionados de acordo com seu *status* social. Os cozinheiros habilidosos se tornaram figuras altamente valorizadas, capazes de criar pratos complexos e elaborados para impressionar os convidados. Além disso, as inovações culinárias romanas incluíam pratos em que eram empregados vários ingredientes diferentes, desde carnes exóticas até frutas e frutos do mar. No entanto, o declínio do império romano acarretou mudanças significativas na gastronomia local, à medida que as invasões bárbaras e os desafios sociais alteraram o modo de preparar, distribuir e consumir a comida.

O parágrafo em destaque exemplifica que a culinária não apenas reflete a evolução de técnicas e ingredientes ao longo do tempo, como também está enraizada nas dinâmicas sociais e históricas de uma civilização. Sob essa perspectiva, reflita sobre quais são as dinâmicas sociais atuais que influenciam diretamente o modo como consumimos os alimentos.

Capítulo 2

O surgimento da dieta mediterrânea

Ney Felipe Fernandes

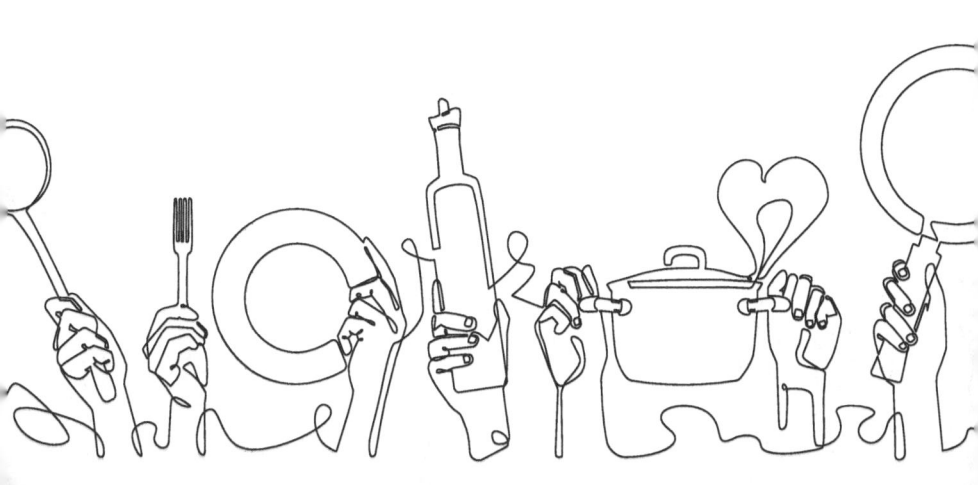

Conteúdos do capítulo:
- Contextualização histórica e geográfica da dieta mediterrânea e da rota das especiarias.
- Padrões de alimentação e estilo de vida das regiões do Mediterrâneo que inspiraram essa dieta.
- Especiarias mais importantes e seu valor cultural, culinário e medicinal.
- Influências das especiarias na culinária mediterrânea.
- Impactos do intercâmbio de ingredientes, sabores e práticas culinárias na alimentação atual.

Após o estudo deste capítulo, você será capaz de:
1. compreender a história e importância da alimentação mediterrânea;
2. analisar as raízes e o impacto da rota das especiarias;
3. identificar conexões entre a alimentação e a história global;
4. utilizar os princípios da dieta mediterrânea para ter um estilo de vida mais saudável;
5. refletir sobre a evolução da alimentação e sua relação com a globalização.

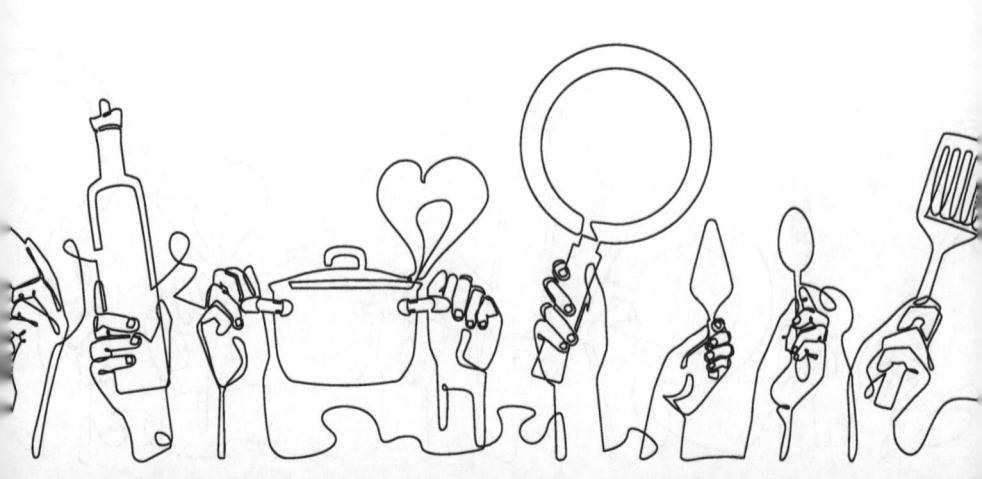

2.1 A alimentação no Mediterrâneo

As origens da rica trajetória milenar da dieta mediterrânea remontam a eras antigas, quando civilizações ancestrais floresceram nas terras adjacentes ao Mar Mediterrâneo. A partir de aproximadamente 8000 a.c., essa região testemunhou o desenvolvimento exuberante de diversas culturas, e cada uma contribuiu grandemente para formar a tradição culinária mediterrânea que perdura até os dias atuais. Essas sociedades antigas deixaram um legado profundo e indelével, imprimindo características singulares e duradouras à rica tapeçaria da dieta mediterrânea.

Uma das primeiras civilizações a prosperar nessa área foi a mesopotâmica, situada entre os rios Tigre e Eufrates, na atual região do Iraque. Os sumérios, acádios, babilônios e outros grupos cultivavam cereais como trigo e cevada, domesticavam animais como ovelhas e cabras e desenvolviam técnicas de irrigação inovadoras para aprimorar a produção da agricultura. As práticas agrícolas desses povos influenciaram fortemente a base da dieta mediterrânea, fornecendo a esta os fundamentos de grãos e laticínios.

À medida que o tempo avançava, outras comunidades se estabeleciam em torno do Mediterrâneo, incluindo os anatolianos, que habitavam a península da Anatólia (atual Turquia) por volta de 2000 a.C. Esses povos foram agentes cruciais para a disseminação da agricultura na região, cultivando trigo, cevada, leguminosas e frutas, ao mesmo tempo em que introduziam técnicas avançadas de pecuária. A notável diversidade agrícola dos anatolianos teve um impacto significativo na formação da dieta mediterrânea tal como a conhecemos hoje.

Nesse contexto, o continente europeu também se esculpia em moldes distintos. Civilizações de renome, tais como os antigos gregos, etruscos e romanos, emergiam e deixavam pegadas indeléveis na tapeçaria culinária do Mediterrâneo. Notavelmente, os gregos pioneiramente deram início ao cultivo de oliveiras e à produção de azeite de oliva, além de conferirem grande estima ao consumo de peixes frescos, queijos, pães e vinho. Por outro lado, os romanos expandiram o horizonte da dieta mediterrânea, incorporando novos alimentos em sua história gastronômica: legumes, especiarias e frutas exóticas provenientes de suas conquistas pelo mundo.

É inegável que a intersecção entre essas distintas civilizações, mediada pelo comércio e pelo progresso, mostrou-se fundamental para ampliar a paleta da dieta mediterrânea. As especiarias oriundas do Oriente Médio, os grãos cultivados no norte da África, o trigo proveniente da Ásia Menor e os vinhos produzidos na Grécia representam apenas uma amostra das influências culturais e gastronômicas que, no decurso dos séculos, lapidaram a essência dessa dieta, atribuindo-lhe profundidade e sabor únicos.

As influências históricas e culturais impactaram profundamente os pilares essenciais da dieta mediterrânea, configurada pela profusa utilização de azeite de oliva, vegetais, frutas, legumes, grãos integrais e ervas aromáticas. Esses elementos alimentares não apenas compreendem uma ampla panóplia de nutrientes fundamentais, como também estão intrincadamente entrelaçados nas tradições culturais e no modo de vida das comunidades mediterrâneas.

A presença do azeite de oliva, por exemplo, transcende o âmbito culinário para se transformar em uma entidade central na esfera gastronômica mediterrânea. Seu uso tem origem em tempos ancestrais, quando era reverenciado como dádiva divina tanto pelos antigos gregos quanto pelos romanos. Não bastasse seu sabor distintivo, o azeite de oliva é uma fonte benéfica de gorduras monoinsaturadas e antioxidantes, cujas associações com a saúde cardiovascular têm sido minuciosamente estudadas. Ademais, além enriquecer saladas, perfazer molhos e refogados e, até mesmo, ser utilizado como elemento de mergulho para pães frescos, o azeite de oliva irradia como um esteio culinário e de saúde.

Em relação à sua origem, Wrege et al. (2015, p. 657) reforçam que:

No século XVI, a colonização espanhola levou as oliveiras para as Américas. Inicialmente, no século XVIII, foi introduzida no México, no Peru, no Chile, na Argentina, nos Estados Unidos (Califórnia), na Jamaica e na Austrália. Mais recentemente, foi introduzida também no Japão, na África do Sul, no Uruguai e no Brasil [...]. Atualmente, o cultivo está sendo intensificado, inclusive, na Espanha, na Itália, em Portugal, no Chile, na Austrália, nos Estados Unidos (Califórnia), na Argentina e no Uruguai.

No campo da botânica que se ocupa de estudar as plantas cujas folhas possuem duas cotilédones ou partes iniciais, há um conjunto de plantas de grande importância quando se considera a alimentação típica das regiões do Mediterrâneo. A abundância de elementos vegetais frescos e sazonais, cuidadosamente arraigados nas paisagens mediterrâneas, tem formado a base crucial para a composição de uma ampla variedade de pratos culinários. Tais preparações não se destacam apenas por suas cores vibrantes, mas também pela riqueza de sabores que transcendem os limites dos nossos sentidos.

Nesse sentido, tomates (*Solanum lycopersicum*), berinjelas (*Solanum melongena*), pimentões (*Capsicum annuum*), cebolas (*Allium cepa*), alho (*Allium sativum*), abobrinhas (*Cucurbita pepo*), espinafres (*Spinacia oleracea*), laranjas (*Citrus sinensis*), limões (*Citrus limon*), figos (*Ficus carica*) e uvas (*Vitis vinifera*) simbolizam apenas o ponto de partida na exploração da diversidade vegetal que molda o perfil culinário do Mediterrâneo. Expressões da generosidade intrínseca da natureza, essas plantas se revelam como verdadeiros depósitos naturais de vitaminas, minerais, fibras e substâncias bioativas. Tais elementos, meticulosamente interligados em um intrincado balé bioquímico, além de fomentarem a estabilidade interna do organismo, ainda proporcionam uma contribuição concreta na prevenção de doenças.

Ao longo das eras, os grãos integrais têm se configurado como indispensáveis na dieta mediterrânea. Trigo, cevada, bulgur, centeio e aveia, por exemplo, são cultivados e minuciosamente incorporados em uma diversidade de formas. Ao se integrarem de maneira harmoniosa à rica narrativa gastronômica mediterrânea, esses preciosos grãos integrais não apenas assumem com distinção o papel de fornecedores de carboidratos complexos e fibras, mas também se elevam grandiosamente como grandes reservatórios nutricionais, abundantemente dotados de uma ampla variedade de vitaminas do complexo B e de minerais essenciais indispensáveis ao nosso bem-estar.

A relevância da participação desses grãos na dieta ultrapassa a mera oferta de energia. Isso porque se constituem como alicerces sólidos para a construção de uma rotina alimentar sensata e, principalmente, excepcionalmente equilibrada. Por isso, quando incorporamos grãos integrais a nossa alimentação, estamos, de fato, fazendo uma escolha que reverberará em benefícios duradouros para o corpo e a vitalidade.

Ademais, é válido destacar que a dieta mediterrânea desenha uma mistura realmente cativante de sabores, ao empregar habilmente uma enorme variedade de ervas aromáticas e especiarias cheias de fragrância. Esses condimentos especiais atribuem às receitas uma dimensão singular e sofisticada. Ingredientes como manjericão, orégano, salsa e diversos outros desempenham um papel fundamental para definir o sabor característico da culinária mediterrânea.

Contudo, além do mero aprimoramento do sabor, essas preciosidades botânicas carregam consigo propriedades benéficas para o organismo. Além de contribuírem para intensificar o paladar das preparações, elas também combatem as substâncias indesejadas presentes no corpo e auxiliam a reduzir processos inflamatórios. De maneira quase sinfônica, tais ervas e especiarias harmonizam o prazer da degustação com os benefícios à saúde, engendrando uma verdadeira composição culinária que acaricia tanto o paladar quanto o bem-estar do organismo.

Ainda, é válido ressaltar que as sólidas bases que sustentam a dieta mediterrânea, quando entrelaçadas com um estilo de vida dinâmico e socialmente envolvente, asseguram a essa abordagem alimentar a renomada reputação de ser uma das mais saudáveis e harmoniosamente equilibradas dietas em todo o mundo.

A esse respeito, numerosos estudos científicos têm corroborado as conexões entre a dieta mediterrânea e uma notável redução do risco de condições cardíacas, excesso de peso, diabetes tipo 2 e determinados tipos de câncer. Tais descobertas solidificam ainda mais sua fama como um farol de conhecimento nutricional altamente valioso e confiável, na medida em que transmite sabedoria sobre alimentação de forma exemplar.

Figura 2.1 – Dieta mediterrânea

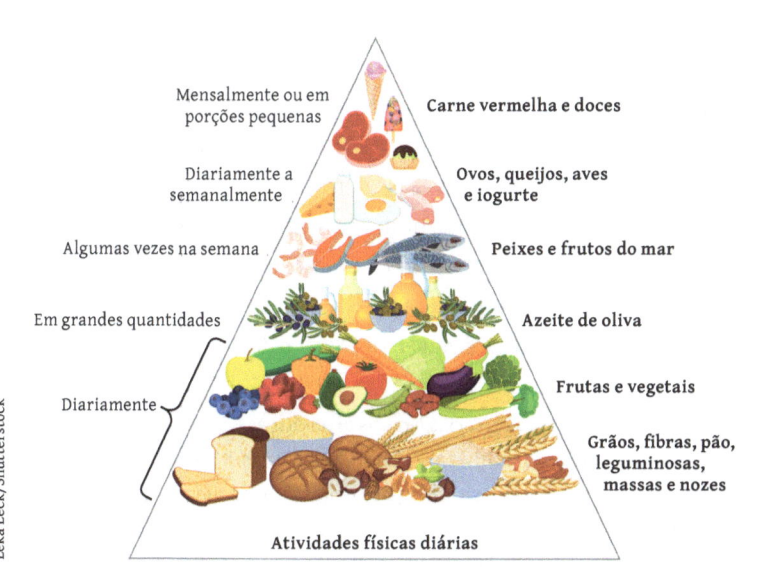

2.2 A rota das especiarias

Olhar para a dieta mediterrânea através da rota das especiarias nos fornece uma perspectiva interessante e valiosa que nos ajuda a entender de que modo as influências históricas e culturais moldaram a base dessa famosa maneira de nos alimentarmos. Quando exploramos mais profundamente a dieta mediterrânea usando a lente da rota das especiarias, começamos a enxergar como o comércio marítimo e as trocas culturais se misturaram, formando um quadro completo dos princípios que tornam essa dieta especial. Podemos pensar nisso como o ato de desvendar os complicados fios que conectavam o comércio antigo às tradições culturais a fim de descobrir o que torna a dieta mediterrânea tão única.

A rota das especiarias consistiu em uma importante estrada por meio da qual novos sabores e ingredientes chegaram à região do Mediterrâneo. No entanto, para além de apenas adicionar temperos diferentes à dieta local, ela impactou profundamente a comida do Mediterrâneo e mesclou muitas tradições culinárias.

Essa rota combinou os caminhos dos barcos de comércio com os intercâmbios culturais e, com efeito, abriu terreno para a criação de pratos especiais que mostraram como as culturas se uniram e se misturaram. Em outras palavras, ela representou um incentivo para a elaboração de preparações únicas que refletiram a mistura de culturas e as complexas formas pelas quais as pessoas se relacionavam umas com as outras.

Sob essa perspectiva, Abreu et al. (2001, p. 5) comentam o seguinte:

> Na Idade Média, as especiarias e ervas aromáticas eram usadas em banquetes para ostentar riqueza. Durante os séculos XV e XVI, Portugal, Espanha e Veneza competiram no financiamento de viagens marítimas visando descobrir centros produtores de especiarias e apoderar-se deles. Essas viagens foram de grande importância para a descoberta de novos alimentos e especiarias, além de expressar o domínio econômico dos

países que a realizavam. Durante a história, o poder econômico e o monopólio do comércio passaram por vários povos e nessas conquistas e descobertas houve um intercâmbio de cultura, hábitos, culinária e conhecimentos.

Na exposição a seguir, abordaremos a estrutura interdisciplinar subjacente à construção narrativa da dieta mediterrânea e da rota das especiarias. Nesse contexto, temos a oportunidade singular de desvelar as intrincadas interligações que permearam as histórias gastronômicas e os movimentos culturais ao longo de diferentes períodos temporais. A confluência desses elementos revela novas perspectivas acerca da apreciação da culinária, a qual se configura como um testemunho vivo das raízes compartilhadas e das teias de influências que moldaram nossos hábitos alimentares.

Ao imergirmos na exploração da dieta mediterrânea sob o prisma da rota das especiarias, somos confrontados com um elaborado panorama que evidencia a marcante influência das civilizações ancestrais – notadamente gregos, romanos e fenícios – cujas ações contribuíram para a criação de rotas comerciais e fomentaram a expansão de impérios ao longo das margens do Mar Mediterrâneo. Os visionários pioneiros do comércio marítimo erigiram vínculos intercontinentais, estabelecendo conexões com territórios distantes e acolhendo em suas cozinhas uma profusão de especiarias e ingredientes exóticos, desencadeando, assim, um intercâmbio culinário de proporções revolucionárias.

A rota das especiarias, de igual importância, incendeia uma luz sobre a magna relevância do comércio e da exploração marítima durante a era das Grandes Navegações. Figuras proeminentes da exploração, como Vasco da Gama e Cristóvão Colombo, forjaram novas vias comerciais em busca das cobiçadas especiarias orientais, porém, por um capricho do destino, também desvendaram tesouros alimentares inexplorados nas Américas. Nessa perspectiva, os novos alimentos e ingredientes transcenderam oceanos e se infiltraram nas cozinhas do Mediterrâneo e, em última análise, influenciaram a essência da dieta mediterrânea.

Mais que um simples cruzamento de itinerários comerciais, a rota das especiarias trazia em si o facho luminoso da conexão histórica entre distintas culturas e civilizações, unindo mundos divergentes em um complexo mosaico. Nessa intricada teia comercial, um rico intercâmbio cultural ganhou vida e entrelaçou técnicas culinárias, tradições alimentares e saberes diversos. Tal sinergia culinária culminou em uma sinfonia de sabores, ingredientes e práticas que ecoaram diretamente na forja da dieta mediterrânea, solidificando a ideia de que a comida, ao transcender fronteiras ao longo da história, simboliza um eterno e eloquente embaixador da herança humana.

Ao abordarmos a dieta mediterrânea por meio da trama da rota das especiarias, ingressamos em um domínio no qual o comércio marítimo assumiu um papel preponderante para a disseminação de ingredientes exóticos, especiarias aromáticas e sabores singulares ao longo das eras. Essa abordagem perspicaz nos proporciona uma visão elucidativa dessa dieta como um artefato cuidadosamente elaborado mediante interações culturais e intercâmbios comerciais, lançando luz sobre a fundamental importância do contexto histórico na construção de um repertório culinário tão abundante e diversificado.

A rota das especiarias, uma complexa rede de rotas comerciais marítimas e terrestres que entrelaçava o Oriente Médio, o norte da África, a Ásia e a Europa, foi essencial para a difusão dos elementos gastronômicos que deram forma à dieta mediterrânea. À medida que os séculos se desenrolavam, essa rota servia como plataforma para que diferentes culturas e civilizações trocassem umas com as outras especiarias exóticas, ervas aromáticas e outros alimentos singulares.

Assim, nos sinuosos caminhos traçados pela rota das especiarias, as comunidades do Mediterrâneo obtiveram acesso a um caleidoscópio de condimentos e ingredientes que enriqueceram suas bases gastronômicas. Canela, cravo, pimenta-preta, noz-moscada, cominho e gengibre, provenientes das terras do Oriente Médio e da Ásia, entrelaçaram-se nas tramas dos pratos mediterrâneos, conferindo-lhes uma profusão de sabores vívidos e exóticos. Tais especiarias, carregadas de matizes gustativos singulares, foram valorizadas tanto pelo sabor quanto pelas propriedades de conservação e preservação que concederam às iguarias.

Entretanto, para além das especiarias, a rota ainda proporcionou outros troféus gastronômicos à dieta mediterrânea. O arroz, oriundo das longínquas paragens asiáticas, foi incorporado às mesas mediterrâneas por meio dos fluxos comerciais, erguendo-se como um dos pilares da dieta. Da mesma forma, os citrinos – tais como laranjas e limões –, conduzidos das vastidões do norte da África e do Oriente Médio, firmaram-se como ingredientes capitais, injetando notas cítricas e vitamina C nas preparações da região.

É inegável que o comércio marítimo que ecoou ao longo da trilha da rota das especiarias não apenas inaugurou uma nova era na culinária mediterrânea, como também abriu caminhos que conectaram paladares de regiões distantes. A influência culinária transcendeu as barreiras geográficas quando novos ingredientes, como o tomate e a batata, provenientes das Américas, atravessaram oceanos e se amalgamaram à cozinha mediterrânea por meio das explorações espanholas e portuguesas. Esses ingredientes, agora inextricavelmente entrelaçados à herança gastronômica da região, alçaram-se à condição de protagonistas em pratos icônicos, como o molho de tomate italiano e a célebre *tortilla* de batata espanhola.

A investigação da dieta mediterrânea sob a perspectiva da rota das especiarias traz à tona uma dança sinfônica de influências culturais e sabores, amalgamando o passado e o presente em uma miríade de pratos e tradições. Tais fluxos culinários, moldados pelos ventos do comércio e pela curiosidade dos exploradores, evocam uma narrativa difusa que abraça a diversidade da culinária mediterrânea e sua inerente ligação com a história global. Através da rota das especiarias, a dieta mediterrânea se enriqueceu com uma variedade de ingredientes exóticos, aromas sedutores e sabores únicos, o que deu origem a uma culinária rica e diversificada.

2.3 Os países da dieta mediterrânea

A dieta mediterrânea consiste em uma autêntica preciosidade culinária que, ao longo de incontáveis séculos, revelou gradualmente suas múltiplas camadas nas proximidades do Mar Mediterrâneo, compondo uma narrativa excepcionalmente rica e diversificada. O intricado entrelaçamento das contribuições únicas provenientes de cada nação que delimita suas costas confere uma tonalidade vibrante e cativante a esse complexo mosaico gastronômico. Da resistente Grécia até a efervescente Espanha, do enfeitiçador Portugal à eclética França, da exótica Tunísia à enigmática Líbia, e do sedutor Marrocos à apaixonante Itália, podemos concluir que cada país mediterrâneo contribuiu com uma marca distintiva peculiar, mediante o emprego de ingredientes exclusivos e a transmissão de tradições profundamente enraizadas no próprio tecido dessa reverenciada dieta.

Entre essas nações, destaca-se a Grécia, aclamada como berço incontestável da civilização ocidental e cuja fascinante epopeia gastronômica é capaz de exaltar a inteligência subjacente a uma dieta verdadeiramente equilibrada. Dos gregos emergiu um cânone culinário nutrido com uma profusão de vegetais frescos, leguminosas nutritivas, azeites de oliva saborosos, pescados variados e laticínios de alta qualidade. O legado gastronômico grego irradia graças à introdução de elementos distintivos, como o iogurte cremoso, o mel dourado, os queijos aromáticos e os pratos à base de trigo, criando um contorno que delineia os fundamentos de uma base alimentar saudável e verdadeiramente sublime. De fato, a tradição alimentar grega transcendeu as barreiras do tempo e permanece sendo um pilar de conhecimento em direção a um estilo de vida saudável e nutritivo.

A Península Ibérica – tanto Espanha quanto Portugal – erigiu-se como um caldeirão gastronômico no qual influências multiculturais se entrelaçaram ao longo da história. A dieta mediterrânea, nesses dois destinos geograficamente privilegiados, destaca-se pela celebração de peixes, frutos do mar, azeites de oliva, legumes, grãos e vinho. Em solo espanhol, a *paella*, com sua vivaz tapeçaria de sabores, e em território português, o bacalhau à Gomes de Sá, cuja história é recheada de sabor e saudade, emergem como embaixadores culinários, testemunhas da sinfonia que uniu sabores e tradições, conectando distintas nações em uma só narrativa gustativa.

A riqueza gastronômica atrelada à dieta mediterrânea perfaz um tesouro que ultrapassa as fronteiras do tempo, forjado por uma miríade de países que margeiam o Mar Mediterrâneo. Desde as correntes límpidas da Grécia até as brilhantes praias da Espanha, das colinas românticas de Portugal às imensidões culturais da França, e do calor exuberante da Tunísia às paisagens mágicas da Itália, cada nação carrega consigo uma herança gustativa que enriquece e dá cor a essa cozinha sem paralelos.

A França, mesmo não sendo totalmente envolta pelas águas mediterrâneas, coloca em cena regiões de prestígio, como Provença e a Côte d'Azur, as quais emanam com elegância a influência mediterrânea na culinária. A gastronomia francesa, um bailado culinário, entrelaça-se com ervas aromáticas, entremeadas nas nuances de preparações como a *ratatouille* e a *bouillabaisse* (sopa de peixe), além do ilustre pão francês, alimentos que ascendem os sabores mediterrâneos a um patamar de requinte e sofisticação.

Ainda, os confins do norte da África – Tunísia, Líbia e Marrocos – inscreveram em sua essência culinária as influências árabes e berberes, as quais, como em um tributo enriquecedor, flertam com a dieta mediterrânea. Especiarias como cominho, canela, páprica e coentro, em harmonia com ingredientes cativantes como cuscuz, tâmaras, azeitonas, azeite de oliva e hortelã, insuflam o universo gastronômico com aromas tentadores e sabores inolvidáveis. Pratos icônicos, como o cuscuz, o cuscuz marroquino e o tahine, constituem bandeiras gustativas dessa região, simbolizando a encantadora dança entre tradição e inovação.

Por seu turno, a Itália, em seu esplendor culinário, destaca-se como um pilar mundialmente reverenciado da dieta mediterrânea. Com ingredientes frescos e sazonais que englobam tomates, berinjelas, azeite de oliva, massas, queijos e ervas frescas, o país escreveu sua própria história gastronômica em receitas icônicas, tais como a pizza, a pasta, o risoto, a *bruschetta* e a salada caprese. Essas iguarias, verdadeiras dádivas à humanidade, não apenas pontuam o cardápio mediterrâneo, como também se cruzam com as memórias de paladares de todo o mundo.

Em uma investigação mais profunda, fica evidente que cada país que beija as águas do Mediterrâneo não só foi significativo para a formação e a evolução da dieta mediterrânea, como gravou sua assinatura única nesse caleidoscópio de sabores. A contribuição de cada um, tal como notas musicais em uma sinfonia culinária, trouxe à mesa sabores distintos, ingredientes inimitáveis e tradições ancestrais, todos interligados no rico patrimônio gastronômico que é marca registrada da região mediterrânea.

Considerando o exposto, no subcapítulo a seguir, apresentaremos os principais ingredientes que compõem a gastronomia mediterrânea.

2.4 Principais alimentos da dieta mediterrânea

A seguir, abordaremos os principais alimentos da dieta mediterrânea, propondo uma análise aprofundada sobre os elementos culinários preponderantes nesse regime alimentar reconhecido internacionalmente. Originada nos territórios circundantes ao Mar Mediterrâneo, essa dieta transcende a mera prática alimentar, configurando-se como um paradigma cultural intrincado, enraizado em tradições milenares e estreitamente ligado aos contextos geográficos e históricos locais. Ao investigar os componentes alimentares fundamentais dessa dieta, tais como açafrão, azeite e cereais, a abordagem almeja não apenas explorar suas propriedades nutricionais, mas também desvelar a interseção entre aspectos históricos, culturais e os benefícios para a saúde inerentes a esses alimentos.

2.4.1 Açafrão

O açafrão, uma especiaria de valor inigualável, é amplamente reconhecido tanto por sua coloração vibrante quanto pelo sabor singular que imprime aos pratos culinários. Sua história remonta a tempos ancestrais, quando florescia nos campos da região mediterrânea, onde estabeleceu raízes profundas ao longo de milênios.

> Originária do sudeste da Ásia, mais precisamente das encostas de morros das florestas tropicais da Índia, a planta é do tipo herbácea e perene. Introduzida no Brasil, é cultivada ou encontrada como subespontânea em vários estados. Atinge em média 120 a 150 centímetros de altura em condições favoráveis de clima e solo. As folhas grandes, oblongo-lanceoladas e oblíquo-nervadas, emanam um perfume agradável quando amassadas. Possui pecíolos tão compridos quanto os limbos, que reunidos em sua base, formam o pseudocaule. (Cecilio Filho et al., 2000, p. 172)

A presença desse alimento era duplamente valorizada, uma vez que era essencial tanto nas artes culinárias quanto na medicina tradicional. De fato, sua apreciação era tão elevada que ele se tornou uma mercadoria de destaque nas rotas comerciais históricas, especialmente na renomada rota das especiarias.

Figura 2.2 – Flores secas de açafrão

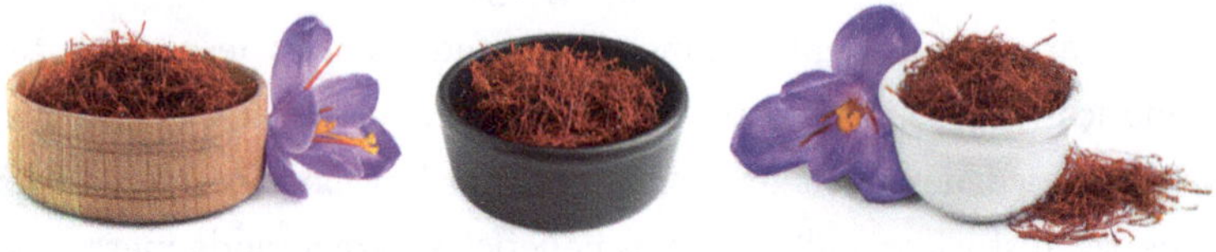

A riqueza nutricional do açafrão transcende todas as expectativas. Trata-se de uma verdadeira mina de vitaminas e minerais essenciais que inclui as vitaminas A e C, bem como ferro e manganês. No entanto, é na crocina, o composto de maior destaque, que repousa a magia cromática responsável por caracterizá-lo. Mas não é só isso: a sinfonia bioativa prossegue com a presença da crocetina e do safranal, ambos com poderes antioxidantes e anti-inflamatórios comprovados.

Diversas cozinhas em todo o mundo se renderam às qualidades do açafrão, incorporando-o com empolgação e originalidade em suas preparações. Em cada prato, ele entrelaça um sabor distintivo juntamente a uma tonalidade colorida única. Essa raiz infunde vitalidade e caráter a variados tipos de arroz, como o famoso *risotto alla milanese* italiano, sopas reconfortantes, como a espanhola *sopa de azafrán*, sofisticados, como o francês *sauce à la nantua*, risotos delicados, como o *risotto alla zafferano* italiano, pães aromáticos, como o pão persa *naan-e shekari*, e sobremesas cativantes, como o doce indiano *kheer*.

Mais notável ainda é a pequena quantidade necessária do açafrão para dar sabor e pigmentação aos alimentos, economia que amplifica sua importância e que o caracteriza como especiaria de esplendor requintado. Sua utilização como ingrediente essencial em preparações icônicas de todo o mundo evidencia a versatilidade e a estima que essa especiaria conquistou na culinária global.

Para além de sua proeminência na gastronomia, o açafrão é reconhecido pelos benefícios que proporciona à saúde. Estudos demonstram que suas propriedades antioxidantes têm a capacidade de reduzir a inflamação, proteger contra danos celulares e fortalecer a vitalidade do cérebro. Além disso, ele também tem efeitos positivos em relação a traços antidepressivos, elevando o humor e o bem-estar mental. Além dessas vantagens, o açafrão também exerce impactos benéficos à saúde ocular e cardíaca, o que o consolida como recurso valioso para a promoção do bem-estar holístico.

2.4.2 Azeite de oliva

A história do azeite de oliva teve início há séculos, especialmente nas civilizações do Mediterrâneo, região cuja origem lhe é atribuída – particularmente, nas antigas culturas grega e romana. Durante muitos séculos, o azeite de oliva ocupou lugar de destaque na alimentação, na saúde, na cultura e na economia dessas áreas. A produção de azeite era considerada uma arte, e as oliveiras eram cultivadas e valorizadas por conta das azeitonas que produziam.

O azeite de oliva é conhecido por ser um componente fundamental da dieta mediterrânea, uma das mais saudáveis do mundo. Ele contém ácidos graxos monoinsaturados, especialmente o ácido oleico, considerado bom para a saúde do coração. Além disso, é rico em vitamina E, antioxidante que ajuda a proteger as células contra danos. Também possui compostos fenólicos que têm propriedades antioxidantes e anti-inflamatórias.

Figura 2.3 – Azeite e bagas de azeitona

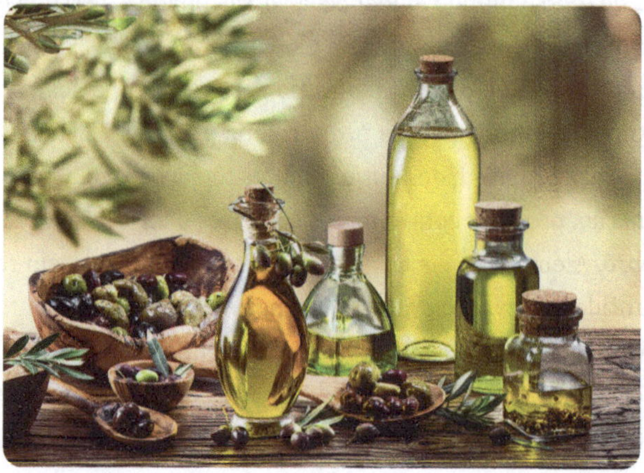

Valentyn Volkov/Shutterstock

Na culinária ao redor do mundo, especialmente nas regiões do Mediterrâneo, o azeite de oliva é um ingrediente de grande relevância e versatilidade. Seu uso abrangente é apreciado em virtude do sabor característico e do aroma frutado que confere aos alimentos. Entre os diversos tipos disponíveis, o azeite de oliva extravirgem sobressai como a variedade de mais alta qualidade e rica em sabor, resultado da primeira prensagem a frio das azeitonas. Sua aplicação é especialmente notória em pratos frios, como em variadas composições de saladas, na criação de molhos aromáticos e em marinadas requintadas, preparações às quais confere um toque único e saudável.

Ademais, o azeite de oliva também é excepcional em pratos quentes. Nas culinárias mediterrâneas, é frequentemente utilizado como base para refogar legumes e temperar grãos, como no clássico *ratatouille* francês e no *sofrito* espanhol. A capacidade de ressaltar os sabores naturais dos ingredientes faz do azeite de oliva um aliado essencial em preparações à base de frutos do mar, como a tradicional *paella* espanhola. Além disso, ele pode ser usado para grelhar carnes magras, adicionando a elas um sabor suave e saudável.

Nas receitas de pães e massas, o azeite de oliva também se faz presente, atribuindo umidade, sabor e textura a elas. Na Itália, é comum regar massas recém-cozidas com azeite de oliva extravirgem antes de servir, realçando os sabores dos molhos. Ainda, não podemos nos esquecer das clássicas *bruschettas*, em que o azeite de oliva é generosamente regado sobre fatias de pão tostado e cobertas com tomate, alho e manjericão.

Com uma rica história e diversos benefícios associados à boa saúde, o azeite de oliva é verdadeiramente um componente multifacetado que eleva o sabor e a qualidade nutricional de uma ampla gama de receitas, desde as simples até as mais sofisticadas. Além do mais, ele tem a vantagem de ser um óleo adequado para cozinhar e refogar alimentos em fogo médio ou baixo, devido à capacidade de suportar altas temperaturas sem produzir fumaça. No entanto, é essencial ter cautela para não submetê-lo a um superaquecimento excessivo, pois essa prática pode impactar negativamente tanto seus atributos nutricionais quanto seu sabor. Em preparações que envolvem frituras a temperaturas elevadas, a preferência recai sobre o uso de azeite de oliva refinado, uma opção mais apropriada para tais procedimentos.

Fazer uma ingestão regular do azeite de oliva como parte de uma dieta equilibrada traz muitos benefícios à saúde. Estudos indicam que essa prática contribui para reduzir o risco de problemas cardíacos, melhorando os níveis de gordura no sangue e a saúde das artérias. Ainda, favorece a saúde do cérebro, ajuda a controlar os níveis de açúcar no sangue e fortalece os ossos, além de apresentar propriedades anti-inflamatórias. Contudo, vale destacar que, embora seja uma gordura saudável, o azeite de oliva é calórico. Por isso, é importante usá-lo com moderação como parte de uma dieta equilibrada.

2.4.3 Brócolis

Hortaliça originária do Mediterrâneo, o brócolis possui uma história de cultivo que remonta a milênios e que teve início na antiga Roma, período em que suas propriedades nutricionais e medicinais eram amplamente reverenciadas. Esse vegetal integra a família das *Brassicaceae* e é uma variante da espécie *Brassica oleracea*, compartilhando essa categoria com outras plantas notáveis como a couve-flor, o repolho e a couve.

Caracterizado por seu talo verde e pelas inflorescências agrupadas distintivas, o brócolis se destaca como uma fonte rica em vitaminas essenciais, incluindo as vitaminas C e K, bem como de ácido fólico e de minerais valiosos como cálcio e potássio. Além disso, é conhecido por sua característica funcional, graças à presença de compostos bioativos como os glucosinolatos e os sulforafanos, os quais têm sido associados a benefícios à saúde em virtude de suas propriedades antioxidantes e de seu potencial anticâncer.

Com o passar das eras, o brócolis expandiu seus limites para territórios distantes, consolidando sua presença como elemento proeminente nas cozinhas de todo o mundo. Sua versatilidade culinária é notável, manifestando-se em diferentes preparos, desde o consumo cru em saladas até o cozimento no vapor, refogado ou incorporado a preparações mais complexas, como massas e gratinados. Portanto, esse vegetal exemplifica a convergência da sabedoria ancestral e do entendimento moderno sobre nutrição, pois se trata de um alimento que não apenas agrada ao paladar, como também contribui para promover a saúde e o bem-estar.

Ademais, além de ser um depósito de nutrientes, o brócolis se destaca devido à abundância de vitaminas, minerais e compostos bioativos. Acrescente-se a isso sua substancial carga antioxidante, repleta de flavonoides e compostos de enxofre, cujas propriedades protetoras contra danos celulares e inflamação são notáveis.

O brócolis evoca uma imagem da porção superior da planta, que lembra a forma de um rabanete – razão pela qual, muitas vezes, é apelidado de rabanete do mediterrâneo. A analogia surge a partir do aglomerado compacto de pequenas flores, dispostas como uma cabeça, que traz à mente a peculiar semelhança com o próprio rabanete.

Na gastronomia, ele assume uma variada gama de funções culinárias que abrangem diversos preparos. Sua versatilidade é marcante, na medida em que pode ser desfrutado em seu estado cru, tornando-se uma adição saudável a saladas e aperitivos, ou ser submetido a técnicas como vapor, refogamento, assamento ou fervura. Entretanto, a versão cozida frequentemente é escolhida para compor pratos principais ou é incorporada em sopas ricas em sabores, guisados recheados de nutrientes, massas reconfortantes e salteados saborosos.

Ainda, o brócolis eleva o valor nutricional de várias preparações, incluindo omeletes saborosos, quiches que ganham um toque de vitalidade e pizzas que recebem uma dose extra de nutrição. A diversidade culinária desse vegetal realça sua habilidade de se adaptar a uma ampla gama de métodos de preparo, ampliando suas possibilidades não somente na culinária, mas também no aporte nutricional.

Logo, a incorporação do brócolis à dieta proporciona inúmeros benefícios à saúde. A abundante presença de fibras contribui para a manutenção de um sistema digestivo saudável e promove uma sensação de saciedade duradoura. Além disso, os compostos bioativos nele encontrados, como o já citado sulforafano, merecem destaque devido às suas propriedades anticancerígenas e à sua capacidade de proteção cardiovascular, mediada pelo fator nuclear NRF2.

Por essas e outras razões, incluir regularmente o brócolis na alimentação favorece o fortalecimento do sistema imunológico e auxilia na saúde óssea, beneficiando-nos de maneira holística. Ou seja, o brócolis não apenas agrada o paladar, como também promove o bem-estar em múltiplos aspectos.

Figura 2.4 – Brócolis em rama

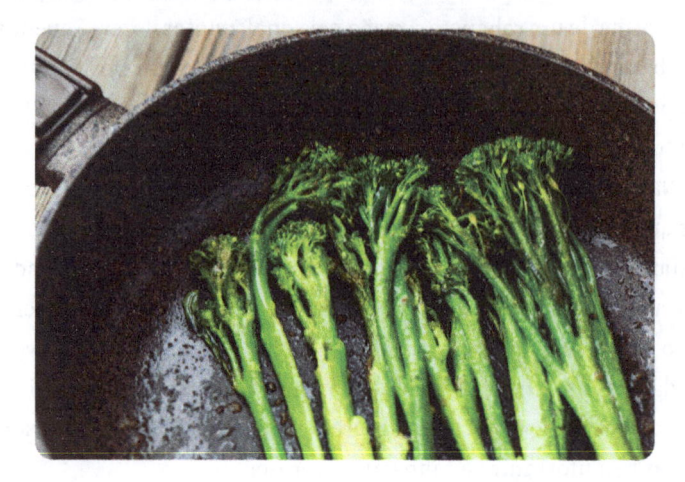

Oksana Shufrych/Shutterstock

2.4.4 Canela

A história da canela, especiaria que há séculos cativa por seu perfume doce e sabor característico, é profundamente entrelaçada com civilizações ancestrais, tendo deixado marca em registros que ecoam por mais de 4.000 anos. Suas raízes remontam à Antiguidade – há menções da especiaria que datam de milênios. Acredita-se que suas origens estejam enraizadas no Sri Lanka, ilha que repousa no abraço do Oceano Índico. Desde então, ergueu-se como um tesouro cobiçado, desempenhando um papel crucial nas rotas de comércio ancestrais, incluindo a emblemática rota das especiarias.

Em sua essência, a canela carrega uma rica variedade de nutrientes benéficos. O manto da fibra dietética a envolve com generosidade, apresentando aproximadamente 53% da dose diária recomendada por cada colher de chá. Ademais, possui manganês, ferro, cálcio e vitamina K em quantidades consideráveis. Os holofotes também se voltam para seus polifenóis, os comparsas antioxidantes que enfrentam o estresse oxidativo e a inflamação no palco do organismo.

A canela é reverenciada globalmente na culinária, em virtude de sua doçura sedutora e fragrância irresistível. Ela tece nuances profundas e calorosas a um variado repertório de pratos, tanto doces quanto salgados. A canela em pó se destaca elevando bolos, biscoitos, tortas e pudins a patamares de êxtase gastronômico, mas não se restringe às sobremesas, pois se desfralda em pratos salgados, como ensopados, *curries* e marinadas. Além do mais, também brilha em bebidas quentes, como café, chá, cidra de maçã e chocolate quente.

Por trás de sua distinta paleta de sabor e aroma, a canela apresenta uma cascata de benefícios à saúde. Estudos indicam que ela pode contribuir na regulação dos níveis de açúcar no sangue, fortalecendo a sensibilidade à insulina e debelando a resistência desta em indivíduos com diabetes tipo 2. Ainda, a especiaria entretece suas virtudes anti-inflamatórias, antioxidantes e antimicrobianas. Entretanto, mais pesquisas se fazem necessárias para validar plenamente esses feitos benéficos.

Figura 2.5 – Canela em pó e em rama

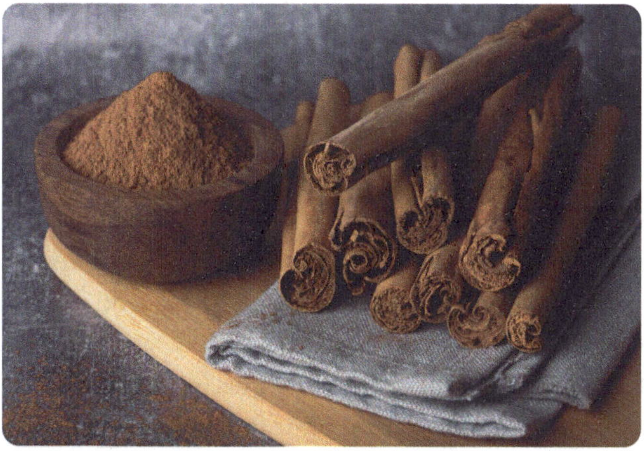

Annmell_sun/Shutterstock

2.4.5 Frutas

As frutas desempenham um papel indiscutivelmente essencial na dieta mediterrânea, a qual, conhecida pela profusão de nutrientes e benefícios à saúde, é uma verdadeira ode à vitalidade. Diante disso, vamos mergulhar nos perfis fitoquímicos distintos de três frutas que florescem no Mediterrâneo:

1. **Melão cantalupo – uma cascata de betacaroteno:** Original da região italiana de Cantalupo nel Sannio, essa fruta remonta às épocas romanas, em que era reverenciado por sua doçura suculenta. Estimativas apontam que em uma porção de 100 g, constam, aproximadamente, 34 calorias, 8 g de carboidratos, 0,2 g de lipídios, 0,8 g de proteínas, 9 mg de cálcio, 15 mg de fósforo, 0,3 mg de ferro e 267 mg de potássio. Uma riqueza que transborda sabores e saúde.
2. **Tomate – o rubor do licopeno:** Nativo das Américas e transplantado ao Mediterrâneo no século XVI, o tomate fincou raízes profundas em países como Itália, Espanha e Grécia. Alquimista de sua cor avermelhada, o licopeno se revela em totalidade quando a fruta é submetida ao calor ou processamento. Em 100 g de tomate, há cerca de 18 calorias, 3,9 g de carboidratos, 0,2 g de lipídios, 0,9 g de proteínas, 10 mg de cálcio, 24 mg de fósforo, 0,3 mg de ferro e 237 mg de potássio. Um rubor que emana vida e vigor.
3. **Uva – a dança dos flavonoides:** Com uma saga ancestral que se estende por milênios, a uva tem suas origens em nações do Mediterrâneo, como Itália, Espanha, França e Grécia, atraindo olhares com sua doçura e encantando com seus antioxidantes. Uma porção de 100 g dessa fruta apresenta aproximadamente 69 calorias, 18 g de carboidratos, 0,2 g de lipídios, 0,7 g de proteínas, 10 mg de cálcio, 20 mg de fósforo, 0,4 mg de ferro e 191 mg de potássio. Uma dança que celebra o doce e a saúde.

Vale mencionar que esses números nutricionais são estimativas passíveis de variação conforme o tipo específico da fruta e as condições de cultivo. De todo modo, é premente salientar que o consumo de frutas deve ser harmonizado em uma dieta equilibrada, uma vez que os valores nutricionais oscilam a depender do tamanho e do grau de maturidade.

Ao incorporar essas frutas na dieta alimentar, é possível não somente explorar suas distintas nuances de sabor, como também usufruir dos preciosos nutrientes que elas oferecem para promover uma alimentação saudável e vibrante.

2.4.6 Leite

Alimento fundamental que tem sido parte das nossas dietas há muitos anos, o leite chamou a atenção das antigas civilizações a partir do momento em que elas começaram a criar animais como vacas, ovelhas e cabras. Inicialmente, o leite era consumido diretamente, ou seja, sem processamento. Com o passar do tempo, foram sendo desenvolvidas novas maneiras de tratá-lo, a exemplo da pasteurização, que ajuda a garantir que o produto seja seguro para consumo e dure por mais tempo. A evolução de técnicas como essa foi importante para fazer do leite um alimento confiável para nossa alimentação.

Na relação de nutrientes presentes no leite há uma complexa composição de elementos essenciais para a manutenção da saúde humana. É notável sua atribuição como fonte de proteínas de alta qualidade que reúne uma diversidade de aminoácidos indispensáveis ao funcionamento saudável do organismo. Como coadjuvantes de relevância, os constituintes de cálcio são fundamentais na promoção da saúde óssea, e um conjunto de vitaminas, entre as quais constam as vitaminas D, B12 e a riboflavina, desempenha uma significativa função complementar.

Nesse contexto, a lactose se apresenta de maneira proeminente como a principal forma de carboidrato presente no leite, contribuindo para a oferta energética. Por sua vez, os ácidos graxos, com um binômio constituído por ácidos graxos saturados e insaturados, compõem a seção lipídica desse composto alimentar. A variedade e a combinação desses componentes nutricionais delineiam um perfil abrangente e equilibrado no leite, fornecendo substratos essenciais para o funcionamento fisiológico e o bem-estar geral do indivíduo.

Com sua marcante versatilidade, o leite ocupa uma posição central nas diversas tradições culinárias em todo o mundo. A característica multifacetada desse alimento se evidencia na produção de produtos lácteos de alta qualidade, como queijos, iogurtes e manteigas. Além disso, sua presença é uma constante em receitas variadas, de sobremesas, molhos, bolos, biscoitos e panquecas a uma ampla gama de criações culinárias. Ainda, a natureza diversificada do leite também o torna protagonista em bebidas, desde as tradicionais bebidas quentes, como cafés e chás, até opções mais cremosas, como os *smoothies*.

O elenco de benefícios oferecidos pelo consumo de leite em relação à saúde é amplamente reconhecido. A combinação de proteínas, cálcio e outros nutrientes desempenha um papel sinérgico na manutenção da saúde óssea e no estímulo ao desenvolvimento muscular. Ademais, trata-se de uma fonte eficaz de hidratação, constituindo-se uma alternativa nutricionalmente valiosa para atletas e pessoas em processo de recuperação. Contudo, é relevante enfatizar que alguns indivíduos podem apresentar intolerância à lactose ou alergia ao leite, o que requer a busca por alternativas adequadas.

Para a escolha alimentar mais apropriada, é essencial levar em consideração fatores individuais, como restrições alimentares, preferências pessoais e necessidades nutricionais específicas. Nesse contexto, há um leque de alternativas ao leite de origem animal, englobando opções como leite de soja, de amêndoa, de aveia e outras variedades, formando um mosaico de possibilidades que harmonizam com as diferentes abordagens dietéticas.

2.4.7 Leguminosas

As leguminosas, um grupo botânico cujas plantas dão à luz sementes comestíveis em vagens, ocupam um papel central na dieta mediterrânea, caracterizada pela ênfase no consumo generoso de vegetais, frutas, grãos integrais, azeite de oliva e, claro, leguminosas. A seguir, vamos explorar em profundidade alguns alimentos dessa categoria.

Universalmente presente nas mesas de todo o mundo, o feijão se desdobra em uma tapeçaria de variedades, como feijão preto, feijão-vermelho, feijão branco, feijão carioca e tantas outras. No âmago de seu perfil nutricional, jazem riquezas como proteínas, fibras, carboidratos complexos, ferro, magnésio e um elenco de nutrientes essenciais. O feijão é frequente em sopas, ensopados, saladas, *chillies*, guarnições e pratos tradicionais que entrelaçam culturas distintas.

A lentilha, outra estrela do mundo leguminoso, tem espaço cativo na dieta mediterrânea. Sua textura macia e sua cocção eficiente atraem para si os holofotes. Sob seu manto resplandecem fibras, proteínas, carboidratos complexos, ferro, potássio e as vitaminas do complexo B. É uma musa inspiradora para sopas, ensopados, saladas, guarnições e preparações vegetarianas, garantindo uma jornada palatável e saudável.

Por sua vez, o grão-de-bico, verdadeiro camaleão culinário, tem presença certa nas cozinhas globais. Reconhecido por sua textura cremosa e pelo sutil sabor amendoado, trata-se de uma ótima fonte de proteínas, fibras, carboidratos complexos, ferro, potássio, folato e uma série de outros nutrientes. É um artista versátil em pratos como *homus*, saladas, ensopados, *curries* e sopas.

Já a ervilha, adorada tanto fresca quanto seca, tem seu nome entrelaçado em registros gustativos. O sabor adocicado e a textura delicada dessa leguminosa a distinguem de outros alimentos da categoria. Nas entrelinhas de seu perfil nutricional, descortinam-se fibras, proteínas, carboidratos complexos, vitaminas C e K, além de minerais como ferro e manganês. Não por acaso, ela pousa com graça em sopas, ensopados, saladas, guisados, guarnições e pratos vegetarianos.

O imponente papel desempenhado pelas leguminosas na dieta mediterrânea fundamenta-se na generosidade dos benefícios nutricionais que elas entregam. Isso porque são uma catarata de proteínas vegetais, fibras, vitaminas, minerais e antioxidantes, despontando como alternativas isentas de colesterol e com baixa presença de gorduras saturadas. Além disso, o índice glicêmico ameno desses alimentos contribui para equilibrar os níveis de açúcar no sangue.

As leguminosas são opções saudáveis e econômicas para substituir as fontes de proteína animal em refeições vegetarianas e veganas. Ademais, elas andam de mãos dadas com a sustentabilidade ambiental, uma vez que seu cultivo requer menos recursos se comparado à produção de carne. Para incorporá-las à dieta, é crucial dominar as técnicas de preparo que otimizam a digestibilidade e minimizam a presença de compostos antinutricionais, como os fitatos. Elas podem ser cozidas, enlatadas, germinadas ou transformadas em farinhas e pastas. Nesse sentido, vale a pena explorar os diversos tipos de leguminosas e experimentar uma infinidade de pratos nutritivos e deliciosos.

Na dieta mediterrânea, as leguminosas ocupam lugar central, contribuindo com preciosos nutrientes e pavimentando o caminho para uma alimentação plenamente equilibrada e saudável, o que, com efeito, reverbera em nosso bem-estar global.

2.4.8 Oleaginosas

As oleaginosas consistem em um grupo de frutas secas que ostentam cascas resistentes e que abrigam em seu interior uma única semente ou amêndoa repleta de gordura. São, portanto, verdadeiros tesouros cobiçados tanto por seu sabor exuberante como por suas propriedades nutricionais ímpares. A seguir, vamos abordar de maneira mais aprofundada as nuances de algumas das oleaginosas mais conhecidas:

- **Amêndoas:** Oriundas dos confins do Oriente Médio, as amêndoas trazem consigo um sabor suave e uma crocância singular. Suas gorduras monoinsaturadas, de benevolência cardiovascular, além de fibras, proteínas, vitamina E, magnésio e toda uma sorte de nutrientes cruciais, conferem-lhe uma nobreza nutricional. Essas amêndoas versáteis podem ser degustadas cruas ou tostadas, bem como transformadas em manteiga, além de se destacarem em inúmeras receitas culinárias.
- **Castanha-de-caju:** Com raízes profundas no solo brasileiro, a castanha-de-caju ostenta uma textura cremosa e um discreto sabor adocicado. Em seu âmago, gorduras insaturadas, proteínas, fibras, vitamina E, cobre e magnésio se entrelaçam em um balé nutricional. Ela brilha tanto em sua forma crua quanto tostada, imprimindo-se com elegância em pratos doces e salgados, ou ganhando forma de manteiga em criações gastronômicas.
- **Nozes:** Nativas da região mediterrânea, as nozes conquistam paladares com seu saboroso retinir e sua textura estaladiça. Ácidos graxos ômega-3, antioxidantes, fibras, proteínas, vitamina E, manganês e uma pletora de nutrientes definem sua carta de apresentação. Elas entram em cena em variações cruas ou tostadas, adornando saladas ou compondo harmonias aromáticas em bolos, biscoitos, pães e até como base para o leite de nozes.
- **Avelãs:** Originais da região do Mar Negro, as avelãs conquistam por seu sabor adorável e aromático. Repletas de gorduras monoinsaturadas, fibras, vitamina E, folato, cobre e manganês, elas se estabelecem como astros. As avelãs desfilam nas versões cruas e tostadas, emergindo em sobremesas e chocolates, além de serem as substâncias mágicas por trás da pasta de avelã e de outras maravilhas confeitadas.
- **Amendoim:** Embora tecnicamente classificado como leguminosa, o amendoim frequentemente é incluído na categoria das oleaginosas, graças às suas qualidades nutricionais e semelhanças com seus colegas. De origem sul-americana, ele contém proteínas, gorduras

insaturadas, fibras, vitamina E, niacina, ácido fólico e uma colheita de minerais. O amendoim pode ser ingerido tanto cru como tostado, em versão de manteiga ou atuando como coadjuvante em preparações que vão de bolos a molhos.

Cada uma dessas oleaginosas, em sua diversidade nutricional e sabor característico, compõe um verdadeiro mural de possibilidades saudáveis. Embora a presença de gorduras seja notória, são as gorduras benéficas para o coração que dominam a cena. Além do mais, suas dádivas se estendem às fibras e vitaminas, bem como aos minerais e antioxidantes, amalgamando-se em benefícios múltiplos para a saúde. Para incorporar as oleaginosas à dieta alimentar, é vital ponderar o consumo com moderação, considerando-se seu aporte calórico. Por isso, é importante dar preferência às opções sem sal e evitar as que são enriquecidas com açúcares ou óleos extras.

Por conta de sua riqueza nutricional, as oleaginosas constituem valiosas adições culinárias, incorporando-se de diversas formas aos nossos hábitos alimentares. Essas pequenas maravilhas podem ser desfrutadas como lanches saudáveis entre as refeições, promovendo saciedade e fornecendo uma dose de nutrientes essenciais. Contudo, seu potencial vai além, pois também são capazes de enriquecer saladas com suas texturas crocantes e sabores acentuados, equilibrando os elementos presentes no prato.

Ademais, elas se destacam em pratos cozidos, agregando substância e complexidade ao sabor. A versatilidade desses alimentos permite que sejam utilizadas como ingredientes-chave em preparações como risotos, refogados e recheios, proporcionando uma dimensão nutricional adicional a essas receitas. Adentrando o território das criações mais refinadas, as oleaginosas também se prestam como base para pastas e cremes, conferindo-lhes texturas cremosas e aromas inigualáveis, como observado em patês e molhos.

Ao incorporá-las de modo consciente à alimentação diária, estamos tecendo uma trama de bem-estar, onde a harmonia entre o prazer culinário e a saúde se entrelaçam de forma coesa. Portanto, seja explorando a crocância das nozes em um *mix* energético ou transformando amêndoas em uma pasta rica em sabor, as oleaginosas se tornam aliadas essenciais na busca por uma dieta equilibrada e um estilo de vida saudável.

Figura 2.6 – Exemplos de oleaginosas

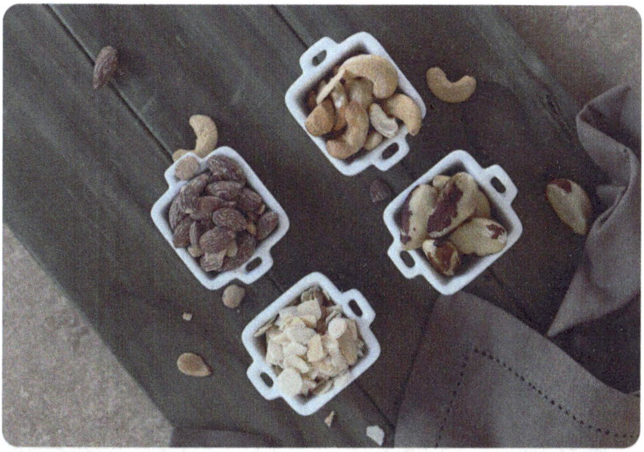

Silvia Martins/Shutterstock

2.4.9 Queijo

Alimento cuja história percorre inúmeras eras, o queijo é amplamente celebrado em diversos cantos culturais do mundo. Suas origens remetem a tempos ancestrais e, provavelmente, foram descobertas acidentalmente por meio do processo de coagulação do leite. Os primeiros registros desse alimento remontam às civilizações antigas, como os sumérios e os egípcios, evidenciando sua presença nas culturas humanas já nos primórdios da civilização.

Desde então, o processo de produção de queijo tem constantemente evoluído, culminando em uma incrível diversidade de técnicas e métodos.

Esse desenvolvimento contínuo gerou um verdadeiro caleidoscópio de variedades desse alimento, cada uma com características únicas de sabor, textura e aroma. Tais variações não apenas atendem aos paladares específicos de diferentes regiões e tradições, como também refletem as inovações gastronômicas ao longo do tempo.

O queijo transcendeu fronteiras geográficas e se tornou elemento central em muitas culturas culinárias. Desde os tipos macios e cremosos, como o *brie* e o *camembert*, até os duros e envelhecidos, como o *parmigiano reggiano* e o *cheddar*, cada variedade guarda uma história particular de técnicas de produção aprimoradas por gerações. Não por acaso, o queijo continua a ser uma fonte de prazer gustativo e uma expressão da diversidade cultural que enriquece nossa relação com a comida.

Figura 2.7 – Tipos de queijos

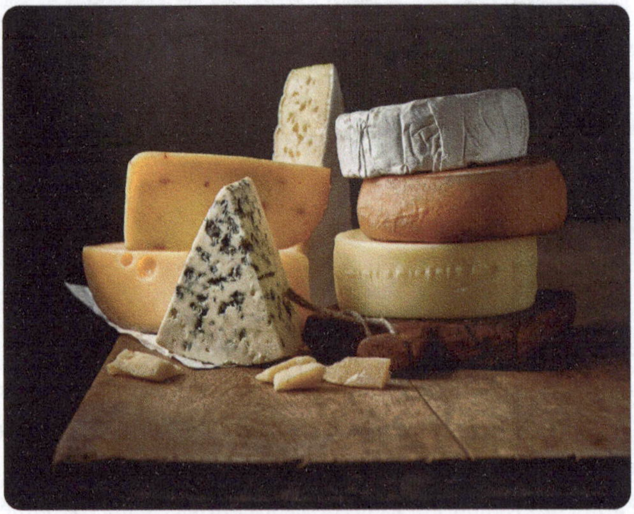

MaraZe/Shutterstock

A etiologia do queijo emerge da coagulação do leite seguida da subsequente separação do soro. Nesse contexto, mediante a aplicação de calor, o leite é inoculado com coagulantes, que podem variar entre coalho ou culturas de bactérias ácido-láticas. Esses agentes atuam de forma coordenada para promover a coesão das proteínas lácteas, induzindo a formação do coágulo, o qual passa por um processo de corte em partículas menores que resulta na liberação do soro. Em seguida, a massa coagulada é submetida a um tratamento térmico e à agitação, com a finalidade de expelir maior volume de soro. Na sequência, a massa é moldada e sujeita à pressão, assumindo a configuração característica do queijo. A partir desse ponto, dependendo da tipologia, é possível instaurar um processo de maturação que conferirá atributos específicos de sabor e textura.

A constelação de variedades de queijo assume proporções notáveis, já que cada tipo apresenta características únicas. Essa diversidade é moldada por fatores como a fonte de leite empregada, os métodos de fabricação adotados, o período de maturação determinado e a eventual inclusão de ingredientes complementares.

Na gastronomia, o queijo é utilizado em todo o mundo, atribuindo sabor e textura a inúmeras preparações culinárias. No entanto, também pode ser apreciado em sua singularidade, servido como aperitivo ou como parte de seleções de queijos cuidadosamente harmonizados. Adicionalmente, ocupa papel central em uma miríade de receitas, deixando sua marca em sanduíches, saladas, pizzas, massas, molhos, gratinados, omeletes e em diversas outras elaborações. Ademais, sua propriedade de derretimento lhe confere um *status* importante em preparações gratinadas e *fondues*.

Por fim, o queijo carrega consigo um tesouro nutricional, já que é rico em proteínas, cálcio, vitamina B12 e outros nutrientes fundamentais. Contudo, também apresenta teores significativos de gorduras saturadas e calorias. Desse modo, deve ser consumido com moderação, considerando-se as necessidades individuais. Pessoas que convivem com intolerância à lactose ou alergias podem se orientar por alternativas sem lactose ou por queijos de origem vegetal.

2.4.10 Vinho

O vinho, legítima testemunha da passagem do tempo, desvela uma história rica e intrincada que se estende por milênios. Suas raízes estão profundamente entrelaçadas com as civilizações antigas, tais como os sumérios, egípcios, gregos e romanos, os quais, inadvertidamente, desvendaram o processo de fermentação do suco de uva. Essa descoberta ancestral assegurou ao vinho uma posição de destaque na cultura e na culinária de todo o mundo.

A importância do vinho é bem ilustrada por Roese (2008, p. 71):

> O vinho é uma das bebidas mais antigas e [...] além da sua grande importância econômica [...] sempre esteve associado a rituais, tanto religiosos como pagãos. A simbologia em torno do vinho sempre misturou-se à sua importância como mercadoria e hoje nenhuma outra bebida tem a sua imagem tão associada à tradição [...].

A diversidade de tipos de vinho forma um verdadeiro mosaico de distinções, na medida em que cada um se revela muito peculiar. A paleta dos principais tipos de vinho engloba categorias como o tinto, o branco, o *rosé* e o espumante.

Os vinhos tintos se originam das uvas escuras e passam por fermentação com as cascas, o que contribui para sua cor profunda e a presença de taninos marcantes. Paralelamente, os vinhos brancos são elaborados a partir de uvas claras ou escuras, cujas cascas são removidas antes da fermentação, resultando em uma bebida mais leve e refrescante. Em relação aos vinhos *rosés*, as uvas escuras são utilizadas, mas em contato breve com as cascas, o que gera uma coloração rosada e características que se situam entre as nuances dos vinhos tintos e brancos. Por fim, os vinhos espumantes, conhecidos pela efervescência, são produzidos por meio do método tradicional ou *champenoise*, um processo que confere à bebida suas borbulhas distintivas.

Os matizes do vinho encerram uma diversidade de compostos capazes de fornecer benefícios à saúde quando apreciados com moderação. Os polifenóis, notavelmente o resveratrol, presentes nas uvas escuras, têm propriedades antioxidantes e anti-inflamatórias. Tais substâncias podem contribuir para proteger o sistema cardiovascular, mitigar os riscos de problemas cardíacos e fortalecer a saúde arterial. Além do mais, o consumo comedido dessa bebida pode estar vinculado a vantagens no âmbito da saúde mental, reduzindo o risco de certos distúrbios neurodegenerativos.

Em que pesem os atributos saudáveis do vinho, é fundamental ter consciência de que seu consumo requer temperança. O abuso de álcool pode ensejar efeitos adversos à saúde, como prejuízos hepáticos, elevação das probabilidades de dependência e complicações associadas. As diretrizes orientam o consumo moderado, delimitado a cerca de uma taça diária para mulheres e duas taças diárias para homens. Diante disso, é imperativo acatar as normas locais concernentes ao consumo de bebidas alcoólicas e atentar para aspectos individuais, tais como condições de saúde, medicações e histórico familiar.

Para além de seus desdobramentos na saúde, o vinho assume papel preponderante na arte culinária. Nas receitas às quais é incorporado, ele contribui para exaltar sabores e insuflar complexidade. O vinho tinto é frequentemente empregado em molhos para carnes, estufados e marinadas, enquanto o vinho branco harmoniza com peixes, frutos do mar e preparações mais leves. Não obstante, o vinho pode ser desfrutado *in natura*, seja como complemento de uma refeição, seja como protagonista em uma experiência enogastronômica cativante.

Para saber mais

CLOUTIER, M.; ADAMSON, E. **The Mediterranean Diet**. New York: Harper, 2006.

Uma excelente recomendação para quem deseja explorar a fundo a dieta mediterrânea é o livro *The Mediterranean Diet* (*A dieta mediterrânea*), escrito por Marissa Cloutier e Eve Adamson. A obra se destaca pela abordagem abrangente e fundamentada em pesquisas científicas cujos resultados revelam os benefícios dessa dieta para a saúde. Além de fornecer informações detalhadas sobre os alimentos essenciais e suas propriedades nutricionais, as autoras também oferecem uma seleção de receitas práticas e deliciosas inspiradas nesse estilo alimentar. No entanto, o livro não se limita ao aspecto nutricional, uma vez que adentra o contexto cultural e histórico que envolve a dieta mediterrânea e os países que a adotam, proporcionando aos leitores a total compreensão de como a alimentação e o estilo de vida dessas regiões têm evoluído com o passar dos anos. Ainda, Cloutier e Adamson ressaltam não somente os benefícios físicos, mas também os impactos holísticos da dieta mediterrânea na qualidade de vida e no bem-estar geral, o que pode inspirar os leitores a tomarem decisões mais saudáveis e equilibradas.

Síntese

Neste capítulo, exploramos a intersecção entre a dieta mediterrânea e a rota das especiarias considerando dois aspectos fascinantes da história culinária.

Primeiramente, tratamos da dieta mediterrânea, um estilo alimentar enraizado nas tradições das regiões banhadas pelo Mar Mediterrâneo.

Falamos sobre seus componentes principais, como azeite de oliva, peixes, frutas, vegetais e grãos integrais, bem como acerca dos benefícios associados à saúde, desde a proteção cardiovascular até a melhoria do bem-estar mental. Nesse sentido, apresentamos a dieta mediterrânea não apenas como uma abordagem nutricional, mas também como reflexo da rica história cultural e gastronômica das regiões a ela vinculadas.

Em seguida, mergulhamos na intrigante história da rota das especiarias, rede comercial marítima que ligava o Oriente ao Ocidente e que colaborou para enriquecer as culturas e as preparações gastronômicas ao longo de seu percurso. A esse respeito, discorremos sobre especiarias icônicas, como pimenta, canela e noz-moscada, e explicamos em que medida tais ingredientes exóticos influenciaram a culinária, o comércio global e os fluxos culturais. Por meio dessa rota, sabores únicos viajaram entre continentes, transformando a gastronomia e ilustrando que a comida está intrinsecamente conectada com a história das civilizações.

Na interseção desses dois tópicos, encontramos convergências e influências mútuas. Sob essa perspectiva, a dieta mediterrânea incorporou especiarias da rota, enriquecendo seus sabores e seu valor nutricional. Esse intercâmbio também nos relembra que a globalização culinária tem raízes antigas, unindo povos e influenciando práticas alimentares e sabores. Desse modo, ambos os tópicos demonstram que a história da comida é um espelho das interações humanas, da migração à exploração, da saúde à cultura.

Por fim, este capítulo nos convida a refletir sobre como as escolhas alimentares e os gostos particulares foram moldados por séculos de trocas culturais e comerciais. A dieta mediterrânea e a rota das especiarias, embora separadas por espaço e tempo, ensinam que a comida representa uma janela para o passado, uma celebração do presente e uma conexão duradoura entre pessoas e lugares.

Questões para revisão

1. Como a dieta mediterrânea se diferencia de outros estilos alimentares e quais são os componentes-chave que a caracterizam?
2. Qual é a importância histórica da rota das especiarias para o comércio global e de que forma ela contribuiu para moldar a culinária e a cultura em diferentes partes do mundo?
3. Assinale a alternativa que aponta um ou mais ingredientes que não são componentes essenciais da dieta mediterrânea:
   a) Azeite de oliva.
   b) Carne vermelha.
   c) Peixes.
   d) Frutas e vegetais.
   e) Grãos integrais.

4. Assinale a alternativa que aponta um dos benefícios à saúde associados à dieta mediterrânea:
   a) Perda de peso acentuada.
   b) Melhoria dos sintomas da doença celíaca.
   c) Remissão de tumores.
   d) Melhoria da saúde cerebral.
   e) Ganho de massa magra.

5. A dieta mediterrânea incorpora o azeite de oliva como principal fonte de:
   a) açúcares refinados.
   b) gorduras saturadas.
   c) gorduras *trans*.
   d) gorduras insaturadas saudáveis.
   e) proteínas animais.

Questões para reflexão

1. Reflita sobre a influência da interação entre a dieta mediterrânea e a rota das especiarias, bem como dos intercâmbios culturais e comerciais, na culinária e nas preferências alimentares ao longo da história. Além disso, você acredita que esses dois aspectos revelem a natureza dinâmica da comida enquanto expressão de identidade cultural e veículo de conexão entre diferentes sociedades?
2. Maria, de 55 anos, recentemente foi diagnosticada com hipertensão arterial e níveis elevados de colesterol. Preocupada com sua saúde cardíaca, ela decidiu incorporar à sua rotina alimentar uma abordagem mais saudável, a fim de melhorar sua condição de saúde. Assim, depois de ler sobre os benefícios da dieta mediterrânea, ela optou por adotar esse estilo de alimentação. Diante do exposto, você seria capaz de pensar em um cardápio semanal para essa paciente, considerando os principais alimentos utilizados na dieta mediterrânea? Faça um esboço com suas sugestões.

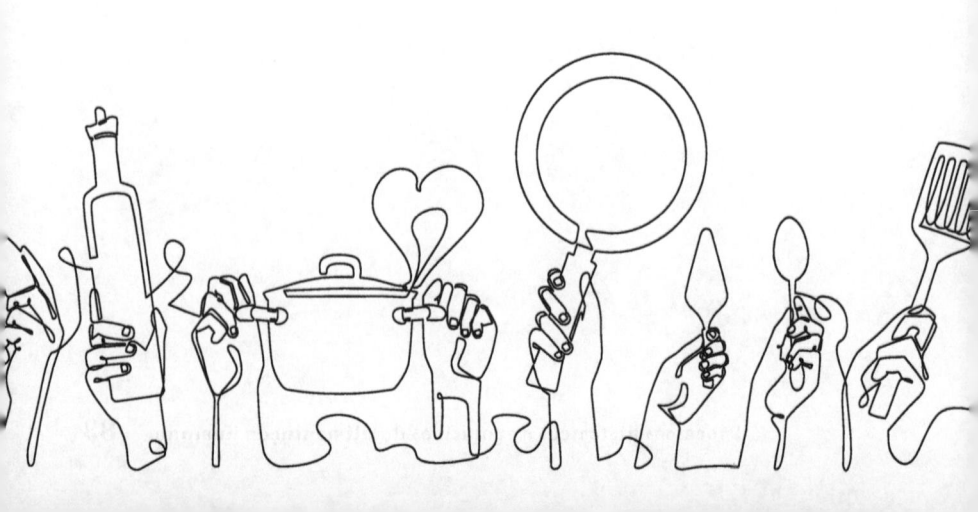

Capítulo 3

A mesa dos nobres

Ana Paula Garcia Fernandes dos Santos

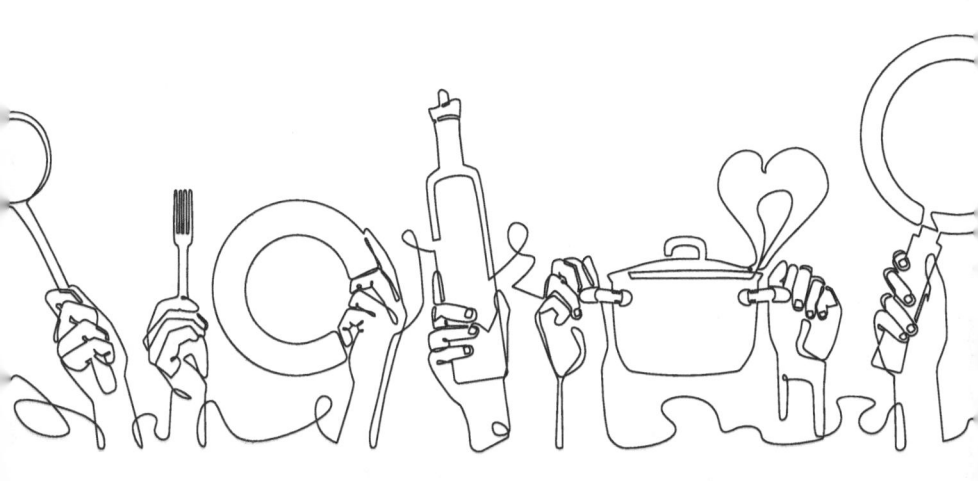

Conteúdos do capítulo:
- Influência das cortes reais na gastronomia e na cultura alimentar.
- O luxo e a ostentação nos banquetes da nobreza.
- Alimentos raros e exóticos como símbolos de poder e *status*.
- Os hábitos alimentares da realeza no transcorrer dos séculos.
- Relação entre gastronomia e diplomacia nas cortes nobres.

Após o estudo deste capítulo, você será capaz de:
1. compreender o papel da alimentação na sociedade nobre ao longo da história;
2. reconhecer os banquetes e festins como expressões de poder e *status*;
3. identificar os ingredientes e pratos característicos da culinária nobre;
4. entender a influência da nobreza na disseminação de técnicas e sabores culinários;
5. contextualizar as práticas alimentares da nobreza em diferentes períodos históricos.

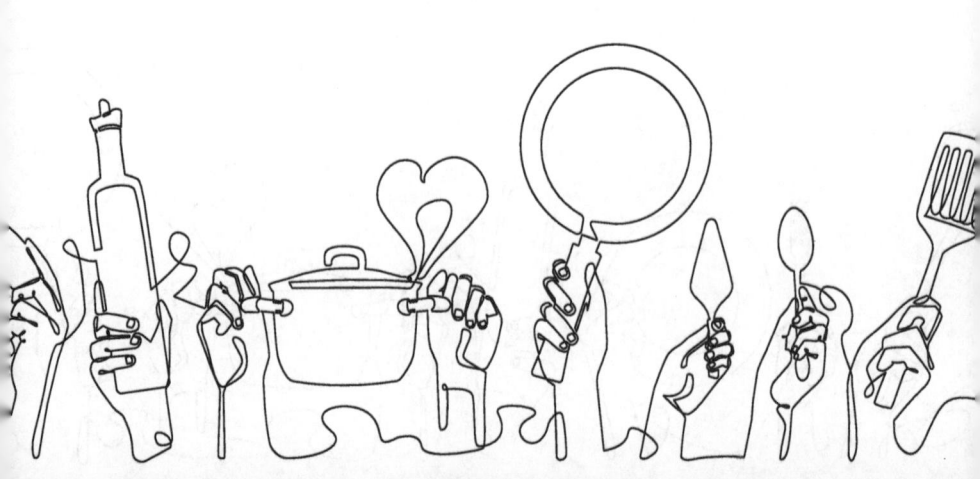

3.1 A nobreza e a alimentação como manifestação de prestígio

A alimentação dos nobres ao longo da história representa um intrigante ponto de análise, pois apresenta variações influenciadas por fatores culturais, períodos históricos específicos e regiões geográficas distintas.

De forma geral, a nobreza sempre foi caracterizada por um estilo de vida luxuoso, esbanjando recursos e manifestando-se majestosamente por meio de banquetes esplendorosos e uma ampla gama de pratos refinados.

Capazes de encantar os sentidos, esses banquetes eram verdadeiros espetáculos gastronômicos, nos quais os nobres desfrutavam de iguarias raras, carnes nobres, aves exóticas, especiarias finas e deliciosas receitas preparadas por habilidosos cozinheiros, grandes artistas culinários. Além da indiscutível qualidade dos alimentos, a apresentação cuidadosa e meticulosa dos pratos era um aspecto essencial de tais ocasiões, pois evidenciava o requinte e o refinamento da nobreza em todos os detalhes.

A alimentação extravagante dos nobres não se tratava apenas de satisfazer o apetite físico dos nobres, uma vez que também tinha um importante significado simbólico, na medida em que servia como uma poderosa demonstração de prestígio social, posição de poder e *status* elevado na hierarquia da sociedade. Nesse sentido, muito mais do que meras refeições, os banquetes eram eventos sociais fundamentais, em que os nobres se reuniam para celebrar, estreitar laços e exibir com orgulho sua riqueza e opulência.

Desse modo, compreender a cultura alimentar da nobreza no decorrer da história é mergulhar em uma rica história de tradições e costumes, que refletem a identidade de uma elite dominante em diferentes épocas. Diante do exposto, neste capítulo, vamos aprofundar nosso conhecimento sobre a alimentação dos nobres ao longo da fascinante Idade Média, era marcada por feitos históricos e legados culturais que ecoam até os dias atuais.

3.2 Hábitos alimentares na Idade Média

A Idade Média, um longo período que se estendeu do século V até o XV, representou um marco histórico que entrou em cena logo após a queda do majestoso império romano do Ocidente e perdurou até a transição para a tão aguardada idade moderna.

Essa era medieval testemunhou significativas transformações que moldaram a trajetória da civilização ocidental e deixaram um legado que ainda ressoa em nossos dias. O cenário da Idade Média foi um palco repleto de mudanças, onde o cristianismo emergiu como uma força de grande influência, florescendo por meio da construção de inúmeras igrejas, santuários, mosteiros e outros artefatos intrinsecamente ligados à religião, especialmente na emblemática cidade de Constantinopla.

O profundo impacto do cristianismo na Idade Média teve repercussões duradouras, contribuindo para formar as bases do mundo moderno que conhecemos hoje. Nesse processo, a evolução cultural, política e social desse período foi fundamental. Desde os avanços arquitetônicos e artísticos até o desenvolvimento do sistema feudal e o progresso das instituições educacionais, a Idade Média foi uma era caracterizada pela complexidade e pela diversidade, cujos acontecimentos ecoaram no decurso dos tempos.

Na época, o cenário ocidental foi palco de uma notável transformação cultural e de grande significado. Ao longo desse extenso período, a filosofia grega, notadamente as correntes patrística e escolástica, entrelaçaram-se profundamente com os princípios do direito romano, o uso do latim e a religiosidade judaico-cristã. Esse intricado processo de formação do feudalismo, que teve início com a decadência do império romano e durou até meados do século IX, foi marcado pela expansão territorial promovida pelos denominados *reinos bárbaros*, que emergiram como consequência da queda de Roma.

Após estabelecerem suas bases, esses reinos deram origem a uma nova ordem social, a qual se fundamentava grandemente na atividade agrícola. A predileção pela agricultura foi influenciada pelas severas limitações comerciais impostas durante os séculos VII e VIII, em decorrência da hegemonia islâmica sobre o Mediterrâneo. Dentro desse cenário, o sistema feudal gradualmente foi se consolidando, estruturando-se com base na íntima relação entre senhores e vassalos. Com territórios delimitados e uma emaranhada rede de obrigações mútuas, o feudalismo sustentava a complexa organização social da época.

A convergência cultural entre diversas correntes filosóficas e religiosas, em paralelo ao processo de territorialização dos reinos bárbaros e à adaptação às limitações comerciais vigentes, representou o começo de uma nova era na trajetória ocidental. O feudalismo e suas estruturas intrincadas e dinâmicas sociais peculiares foram de suma importância para a configuração da Europa Medieval, deixando uma marca indelével ao estabelecer os alicerces que amparariam as complexas interações sociais e econômicas daquela época.

A Idade Média é tradicionalmente segmentada em dois períodos distintos: a Alta Idade Média, conhecida como o período inicial ou das invasões bárbaras, e a Baixa Idade Média, também denominada *período tardio*. A Alta Idade Média, que perdurou aproximadamente dos séculos V ao X, caracterizou-se por uma série de transformações na Europa Ocidental. Esse segmento temporal, como já citado, foi inaugurado com a queda do império romano e ficou marcado pelo avanço de vários grupos germânicos, tais como os visigodos, ostrogodos, francos, anglo-saxões e vândalos. Durante esse período, observou-se um processo de descentralização do poder político, culminando na formação de múltiplos reinos e sistemas feudais. A economia da época estava predominantemente voltada para a agricultura, sendo que os feudos e vilarejos eram os principais centros de produção de alimentos. No que diz respeito à estrutura social, havia uma rígida hierarquia, em que os nobres, ou senhores feudais, ocupavam o topo, e os camponeses, em troca de proteção, serviam à nobreza.

A Baixa Idade Média, que durou do século XI ao XV, consistiu em um período repleto de profundas mudanças e transformações que tiveram um impacto duradouro no curso da história europeia. Esse capítulo histórico foi caracterizado por avanços notáveis em várias esferas, com destaque para o setor agrícola, que presenciou a adoção de inovadoras técnicas agrárias, tais como o arado de ferro e a prática da rotação de culturas. Tais inovações revolucionárias impulsionaram a produção de alimentos, resultando em um substancial aumento da população e no florescimento das áreas urbanas.

No fervilhante contexto dessa era, novas formas de ordenamento social e política surgiram, desencadeando transformações de grande magnitude. Em meio a essa dinâmica, a burguesia emergiu como uma influente classe mercantil, desafiando a supremacia arraigada da nobreza feudal e buscando afirmar seu lugar no cenário político e econômico. Concomitantemente, o poder real se viu fortalecido, com os monarcas consolidando sua autoridade, muitas vezes à custa da nobreza feudal, e instaurando uma tendência de centralização do poder que reverberaria ao longo do período.

Além disso, tal época se notabilizou por eventos históricos de magnitude excepcional. As Cruzadas, empreendimentos militares e religiosos de profundo impacto sobre a Europa e o Oriente Médio, ecoaram por séculos, deixando um legado complexo e duradouro. Ainda, a peste negra, pandemia devastadora de proporções inauditas, varreu o continente europeu, ocasionando grandes transformações na sociedade e gravando marcas indeléveis no tecido histórico.

Apesar dos desafios inegáveis, a Baixa Idade Média também representou um palco para o Renascimento, movimento cultural e intelectual que nutriu enorme apreço pelo saber clássico, impulsionando as fronteiras da arte, da ciência e da filosofia em direções até então inexploradas.

3.2.1 Os banquetes dos nobres

A herança cultural enriquecedora legada pela Idade Média abrange um considerável volume de informações que desvendam o que então era visto como conduta socialmente aceitável. Nesse contexto, os princípios que regiam o comportamento durante as refeições assumiam uma relevância de magnitude singular. As ações de se alimentar e saciar a sede, naquela era, revestiam-se de um peso central na tessitura da vida social, muito mais proeminente do que o cenário contemporâneo comporta. Com frequência, e ainda que não invariavelmente, as refeições se erguiam como o ponto inaugural e o prólogo das conversações e da convivialidade social.

Nas cortes dos senhores feudais e entre a alta nobreza, os banquetes tinham posição de destaque, carregando um simbolismo intrincado e cerimonioso. Assim, o ato de se alimentar transcendia a mera satisfação da fome e se transformava em uma manifestação de poder, opulência e prestígio social. A qualidade dos manjares apresentados, a elaboração requintada dos pratos, a seleção meticulosa de bebidas refinadas e o escrupuloso cumprimento das etiquetas por parte dos convivas compunham elementos que contribuíam para a exibição de *status* e a estratificação hierárquica na sociedade feudal.

Ademais, os banquetes medievais abraçavam uma dimensão de natureza espiritual, com a inclusão de orações pré e pós-alimentação e festins cerimoniais intrinsecamente vinculados a celebrações religiosas. Os alimentos e as bebidas eram tidos como dádivas divinas, e os momentos compartilhados em torno deles se tornavam oportunidades para a comunhão e a celebração da vida comunal.

Os encontros à mesa representam ambientes propícios para a troca de informações, negociações políticas e o estabelecimento de amizades e alianças entre distintas famílias nobres. Logo, os repastos medievais desempenhavam um papel vital na construção e na manutenção dos laços sociais e políticos da época. Ao investigarmos as regras e tradições alimentares medievais, mergulhamos em um universo intrincado que nos faculta não somente a compreensão dos hábitos quotidianos, mas também a estruturação social e as concepções de convivialidade da sociedade medieval. Esse é um legado inestimável que ilumina nossa compreensão do passado e enriquece nossa percepção da evolução cultural da humanidade.

Na esfera da sociedade aristocrática medieval, um costume singular, e até mesmo extravagante, consistia em trazer à mesa um animal já falecido, ou partes substanciais dele, muitas vezes em sua totalidade, inclusive aves com suas penugens intactas. A nobre incumbência de trinchar e distribuir a carne, frequentemente realizada pelo próprio senhor da casa ou por visitantes notáveis, investia-se de uma honra especial. A prática em questão era vista como um emblema de prestígio e opulência.

Entretanto, com o decorrer do tempo, esse hábito começou a desvanecer gradualmente à medida que o processo civilizatório avançava. Oportunamente, tal tradição passou a ser concebida como algo aversivo e inadequado dentro dos parâmetros dos crescentes padrões sociais. A ideia de apresentar um animal completo à mesa, seguida do ritual público de trinchá-lo perante todos os presentes, foi tachada de excessivamente rudimentar e indesejável.

O desdobramento da civilização acarretou uma transformação no pensamento que culminou no recuo e na ocultação do ato de trinchar. Embora o trincho propriamente dito não tenha sido eliminado, pois a carne do animal ainda precisaria ser seccionada antes do consumo, a dimensão repugnante desse processo foi relegada aos bastidores da vida social, ocorrendo nos domínios dos açougues ou nas cozinhas.

Esse movimento segregativo se caracteriza como um traço inerente ao processo civilizatório, no qual aquilo que é visto como repulsivo é relegado para fora do olhar da sociedade em geral. À medida que a civilização progride, determinados hábitos ou costumes são reavaliados e modificados, com o intuito de fomentar uma convivência mais harmoniosa e em consonância com os valores e as normas sociais instituídos.

Dessa forma, ao explorarmos essas mutações culturais que tiveram curso ao longo da história, somos capazes de apreender como a sociedade evolui e se adapta, fazendo erigir uma trama social mais refinada e afinada com as novas concepções de moralidade e etiqueta social. Tal processo de transformação contínua é um componente intrínseco da crônica da civilização humana (Freitas; Fontes; Oliveira, 2008), um testemunho da constante adaptação e da complexa tessitura que molda a trajetória da humanidade ao longo do tempo.

Na intrigante era da Idade Média, os banquetes transcendiam a mera celebração alimentar para se tornarem componentes centrais e essenciais na teia da vida social. Esses magníficos eventos eram marcados por uma opulência que atraía olhares, reunindo as elites em celebrações repletas de luxo e animação e com uma diversidade de entretenimentos. Nessa ótica, eles evoluíam e passavam a ser verdadeiros espetáculos esplendorosos e inesquecíveis, transmutando a simples ação de compartilhar refeições em experiências culturais e sociais de alcance abrangente.

Ademais, os banquetes medievais simbolizavam a arte de apreciar a vida com requinte, onde a aristocracia e a alta sociedade se juntavam para desfrutar de um festim de prazeres. As mesas exibiam uma abundância de iguarias saborosas, enquanto as bebidas eram generosamente servidas, preenchendo o ambiente de um clima festivo e efervescente. Para além da culinária exuberante, a música ressoava pelos salões, embalando os convivas por meio de melodias cativantes.

A arte do entretenimento também era proeminente nessas ocasiões, nas quais ocorriam representações teatrais e exibições artísticas que encantavam todos os presentes. Os convidados eram agraciados com *performances* teatrais, danças graciosas, acrobacias impressionantes e outras formas de manifestações artísticas que contribuíam para elevar ainda mais o ambiente de festividade e vivacidade.

Entretanto, o núcleo central dos banquetes medievais residia na oportunidade de prestar homenagem ao anfitrião, tipicamente uma figura de elevado *status* social. Assim, cada minúcia era planejada com o objetivo de enfatizar a estatura do anfitrião, a fim de demonstrar sua magnanimidade e influência. Desde a meticulosa disposição das mesas até a seleção requintada de pratos e talheres, tudo era concebido para realçar a posição social e o prestígio do líder da celebração.

Sob essa perspectiva, os suntuosos banquetes não se limitavam a meras ocasiões para degustações culinárias, ou seja, também representavam oportunidades para o estreitamento de laços sociais e políticos. Nas imediações das mesas, alianças eram forjadas, negociações ganhavam vida e acordos eram selados. Em outras palavras, esses banquetes representavam verdadeiros centros de diplomacia e influência política.

Ao capturarmos a relevância intrínseca dessas celebrações, somos transportados a uma era de esplendor e sofisticação, na qual a gastronomia e a cultura se fundiam em cerimônias grandiosas. As festividades ecoaram através de eras e deixaram um legado que permanece até hoje, lembrando-nos de que a trama da história humana é entrelaçada com festas e celebrações que moldam nossa cultura e identidade ao longo das épocas.

Cada ocasião, de fato, constituía uma oportunidade propícia para celebrar um banquete cortesão. Poderia ser um evento de natureza política, como uma vitória militar, a chegada de um visitante ilustre ou a entrada do monarca em uma cidade. Ainda, poderia se tratar de um acontecimento de cunho familiar, como um casamento, um nascimento ou batizado e, até mesmo, alguns funerais.

Além disso, as festividades do calendário, como a Páscoa, o Pentecostes e, evidentemente, o Natal, obviamente não eram deixadas de lado. Nessas ocasiões, providenciava-se uma sala ampla e bem arejada, distante do calor e da fumaça provenientes da cozinha. Esse local poderia ser salão nobre do palácio, um pátio ao ar livre ou um jardim temporariamente coberto para a ocasião, proporcionando uma atmosfera diferente e singular (Rodarte, 2020).

Dentro da sala, os comensais se acomodavam de acordo com uma hierarquia cuidadosamente estabelecida. O anfitrião ocupava um lugar de destaque em uma mesa exclusiva, ligeiramente elevada em relação às demais, adornada por um dossel e iluminada de maneira distinta. Os convidados se sentavam nos flancos da mesa, sendo que os de *status* mais elevado eram alocados mais próximos do anfitrião. Geralmente, todos se acomodavam em apenas um dos lados das mesas, em bancos providos de almofadas ou tapetes. Estas, específicas para a ocasião, eram montadas sobre cavaletes, e tábuas simples serviam como base. Com o tempo, as mesas fixas se tornaram mais comuns, especialmente entre a opulenta burguesia das cidades italianas e flamengas.

Além disso, as mesas eram ricamente revestidas com toalhas luxuosas, ornamentadas com franjas de brocado, sobre as quais uma segunda toalha, mais estreita, era posicionada para ser utilizada pelos comensais limparem lábios e mãos – embora no século XIV, em algumas regiões, como na corte dos reis de Aragão, os guardanapos já fossem empregados. Ademais, recipientes contendo água de rosas eram colocados sobre a mesa, para que os convivas lavassem as mãos antes e durante a refeição entre um prato e outro ou após degustarem vinho. Um método mais extravagante de higienização foi concebido por Ludovico Sforza, Duque de Milão: acredita-se que ele instruía a fixação de coelhos nos assentos dos convidados, para que estes pudessem limpar as mãos nas costas dos animais.

Em relação à Baixa Idade Média, há fontes documentais, como compilações médicas e livros de receitas culinárias, que delineiam diretrizes oriundas dos conhecimentos vigentes na época, as quais representam uma visão idealizada para a preservação da saúde. Contudo, essa abordagem alimentar nem sempre se alinhava com a realidade da época, marcada por doenças endêmicas, períodos de escassez alimentar e limitações na variedade de alimentos disponíveis.

Desde a Alta Idade Média, a abundância de carne, bem como o consumo de alimentos em grande quantidade, era símbolo de *status* entre a nobreza e os integrantes da aristocracia militar. Para estes, a necessidade física e a manutenção do símbolo de força frequentemente descartavam a abstenção de carne, exceto em casos de punição. Contudo, dentro da lógica eclesiástica cristã, a aristocracia, por vezes, submetia-se à abstinência forçada de carne, e isso, muitas vezes, excluía-os temporariamente da "sociedade dos fortes", representando um sinal de humildade, tida como virtude fundamental na busca da salvação.

No contexto histórico em questão, o consumo de peixe desfrutava de grande popularidade, principalmente devido à sua acessibilidade e ao fato de ser uma alternativa alimentar bem aceita na dieta dos cristãos, que evitavam a carne vermelha em contextos religiosos. Os mosteiros também desempenhavam um papel crucial ao fornecerem alimentos para a população, assim como um sistema de hospitalidade que contava com monges designados para receber e auxiliar hóspedes e peregrinos.

No âmbito culinário, destaca-se o papel fundamental do processo de cocção. Franco (2010) descreve que as cozinhas dessa era eram equipadas com amplas lareiras, nas quais as carnes eram espetadas para assar e onde caldeirões pendiam para cozinhar sopas e vegetais. O fogo era constantemente mantido aceso, o que dificultava a realização de preparações que exigiam calor controlado e cozimento lento. Foi somente no final do século XIII que fornos passaram a fazer parte das cozinhas medievais – o que já era uma prática difundida em outras civilizações antigas.

A utilização de temperos e especiarias também foi amplamente difundida. Isso porque, além de conferirem sabor aos alimentos, ainda auxiliavam na conservação. Do ponto de vista gastronômico da época, a apresentação dos pratos era de extrema importância, e a técnica de preparo propriamente dita ocupava uma posição secundária. Os ingredientes eram dispostos com requinte, sobrepostos sem muita preocupação com combinações.

Foi apenas no século XIII que os guisados foram resgatados, e os molhos ganharam relevância. Alguns dos exemplos de alimentos que eram preparados naquela época eram: salsicha, vinagre, mostarda, caldeirada de lebre, feijão com caneiro e caldeirada de peixes. Os chineses preparavam massas à base de farinha de trigo ou soja, dando origem ao que conhecemos por talharins e espaguetes, as quais eram feitas em tiras e temperadas com gordura de peixe (Rodarte, 2020).

3.2.2 A falta de talheres

Na época medieval, os utensílios de mesa se limitavam a colheres e facas, uma vez que o uso generalizado do garfo só surgiu durante o Renascimento. Apenas sopas eram consumidas com colher, enquanto outros alimentos eram apreciados com as mãos, respeitando certas normas de etiqueta.

Ao explorar a utilidade do garfo durante esse período, Franco (2010) apresenta diversas explicações, desde a consideração de ser "bárbaro e incivilizado" ao usar as mãos para se alimentar até a repulsa associada a chupar os dedos ou ser visto em sociedade com as mãos sujas, além da falta de higiene vinculada a esses atos.

Analisando nossos sentimentos em relação ao ritual do garfo, podemos perceber claramente que a escolha entre comportamento "civilizado" e "incivilizado" à mesa está intrinsecamente ligada ao sentimento de repulsa. O garfo, de fato, é uma manifestação física de um padrão específico de emoções e de um nível determinado de aversão.

No contexto da transformação das práticas à mesa entre a Idade Média e a era moderna, ressurge o mesmo processo que já havia sido identificado em outras análises relacionadas a essa mudança. Essencialmente, trata-se de uma transformação na estrutura dos impulsos e das emoções subjacentes. Durante a Idade Média, as refeições eram compartilhadas de maneira mais coletiva: várias pessoas usavam um mesmo utensílio para tomar sopa, a carne era retirada de uma travessa comum, e todos bebiam de uma única taça circulante. Pães e carnes eram mergulhados em saleiros e molheiras partilhadas. Por sua vez, nos séculos XVII e XVIII, cada comensal tinha pratos, copos, talheres e guardanapos próprios. Ainda, tudo que era retirado das travessas comuns deveria ser transferido para o prato com os utensílios apropriados antes de ser tocado pelos talheres individuais e levado à boca (Freitas; Fontes; Oliveira, 2008).

Em Castela, por exemplo, o Código Legal das Partidas[1] estabelecia que os pedaços de carne deveriam ser manuseados com dois ou três dedos. Na mesa, eram dispostos elementos adicionais, como um saleiro, uma naveta para acondicionar especiarias e taças ou copos que eram divididos entre os convivas. Para as refeições, empregava-se um variado serviço de jantar, cujos utensílios compreendiam jarros, bandejas, taças, tigelas e pratos. De elevado valor, essas peças, geralmente adornadas com ouro ou prata, eram exibidas em aparadores, destinadas a serem admiradas pelos convidados. A administração desse serviço era delegada ao pessoal doméstico do anfitrião, supervisionado por um nobre investido na função de mordomo: os copeiros serviam as bebidas, os escudeiros apresentavam os pratos e os trinchadores eram incumbidos de fatiar a carne.

Nos grandes banquetes, múltiplos serviços eram comuns, frequentemente totalizando três ou quatro – há registros de casos na Itália em que estes chegavam a dez. Cada um desses serviços, por sua vez, consistia de uma variedade de pratos dispostos na mesa de modo que cada conviva pudesse escolher o que lhe agradava. O desejo de demonstrar opulência por parte do anfitrião levava à ampliação do número de pratos. Um exemplo notável poderia ser o famoso banquete do faisão promovido em 1454 pelo Duque de Borgonha, em Lille, no qual cada serviço incluía 44 pratos.

Essa era histórica deixou marcas distintas no Egito, na Grécia e em Roma pela realização de grandiosos banquetes – prática predominante entre as classes abastadas. Alguns povos, como os mesopotâmicos, dominavam técnicas de conservação alimentar, incluindo a defumação, a salga e a utilização do azeite de oliva.

---

1 O Código Legal das Partidas consistiu em uma série de leis e regulamentos alimentares estabelecidos na Inglaterra Medieval durante o reinado de Eduardo I, por volta do século XIII. Foi uma tentativa de regular vários aspectos da vida cotidiana, incluindo a alimentação, a fim de garantir padrões mínimos de qualidade e prevenir fraudes.

Como citado anteriormente, outras civilizações também apresentaram suas próprias particularidades, como os sumérios, os babilônios, os assírios, os hebreus e os persas, os quais, em razão de sua localização nas proximidades do Mar Mediterrâneo, elaboraram sistemas de organização e hierarquia vinculados à sobrevivência e à apreciação dos alimentos.

De fato, estudos revelam que as receitas criadas por esses povos se assemelham, notavelmente, às nossas atuais refeições, com estruturas bastante comparáveis (Franco, 2010). Tais preparações eram registradas em tabuletas de argila e incluíam caldos à base de legumes e proteínas, como cordeiro e aves. Além disso, temperos e especiarias, como vinagre, cebola, alho, cominho, coentro e ervas, eram amplamente utilizados – assim como ocorre na tradição culinária brasileira regional.

No Egito, o processo de fermentação natural da massa foi empregado para a criação dos primeiros pães. A Grécia também se destacou pelas descobertas culinárias e obras literárias que documentaram suas experiências gastronômicas. Enquanto isso, Roma se tornou um centro de destaque para os melhores cozinheiros, em parte devido ao intercâmbio cultural com os gregos.

Embora em tempos anteriores os cozinheiros fossem considerados escravos comuns, com a crescente frequência de banquetes em Roma, os *chefs* habilidosos se transformaram em figuras importantes e respeitadas nas casas patrícias. Eles eram bem remunerados, pois contar com um talentoso cozinheiro era símbolo de *status* social ascendente.

Os banquetes costumavam se estender por cerca de quatro dias e, como já mencionado, as mesas sempre estavam repletas de uma impressionante variedade de produtos, com pratos à base de carneiro, frango, pato, pavão, cabra, porco, aves selvagens, frutos do mar, frutas, laticínios e oleaginosas. Os utensílios incluíam colheres para levar os alimentos à boca, ainda que as proteínas geralmente fossem consumidas com as mãos e em pedaços pequenos. Cada convidado trazia seu próprio guardanapo para limpar as mãos.

À medida que os anos passaram, as nações do Mediterrâneo ganharam força, e Roma ergueu um "império que, por mais de mil anos, resistiu e sobreviveu a desafios internos e externos" (Friedman, 2009, p. 97). Entretanto, com as incursões bárbaras que ocorreram ao longo do século V, o declínio e o colapso de Roma foi inevitável.

A esse respeito, Franco (2010) menciona que, além das investidas e invasões perpetradas pelas tribos bárbaras, também houve uma correlação com o sistema de distribuição de água através de canais de chumbo, que inadvertidamente envenenou a população. Adicionalmente, uma parcela da nobreza romana foi contaminada, resultando em envenenamentos e esterilidade, atribuídos ao uso de utensílios culinários revestidos com chumbo.

3.2.3 Aonde o luxo não chega

A Alta Idade Média se caracterizou por uma série de crises alimentares recorrentes. Um exame minucioso de registros históricos, anais, crônicas e hagiografias conduzido pelo historiador alemão Fritz Curschmann no início do século XX identificou 68 ocorrências entre os anos 700 e 1100. Todavia, esses documentos abordam mais as respostas à escassez de alimentos do que propriamente as circunstâncias ou origens dessas crises (Silva, 2016).

Em relação à importância da alimentação, é essencial enfatizar que, ao longo da Baixa Idade Média, a Europa enfrentou períodos de carência e indigência, particularmente durante a epidemia de peste bubônica, no século XIV, que acarretou uma considerável quantidade de óbitos e levou ao desenvolvimento de várias teorias medicinais para seu tratamento. Em algumas ocasiões, restrições alimentares emergiram de adversidades como tragédias naturais, secas e pragas; em outras, elas foram influenciadas por imposições ou pela difusão de concepções tidas como virtuosas e moralmente construídas – e amplamente aceitas. Nessa ótica, é importante compreendermos que, mesmo em cenários de escassez, a comida foi empregada como meio de identificação social e representação das relações entre os indivíduos.

A frequência e as datas das correspondências investigadas por Curschmann revelam reações vigorosas e até mesmo ágeis diante da fome, embora a eficácia das medidas adotadas na época seja difícil de avaliar. A aplicação e os resultados esperados de tais ações permanecem desconhecidos. No entanto, isso não prejudica a análise que será delineada ao longo deste texto. Além da quantidade de correspondências, a análise das medidas preconizadas por Cassiodoro[2] fornece um entendimento completo da reação da administração pública ostrogótica diante da escassez. As correspondências evidenciam que os funcionários públicos tinham informações sobre os rendimentos agrícolas em cada província, bem como revelam que eles implementavam medidas para transportar suprimentos alimentares às províncias afetadas, armazenar os produtos da colheita em previsão da escassez iminente, isentar taxas nas áreas mais afetadas pela fome e abrir depósitos para as populações sem acesso a alimentos.

A fome que assolou a Itália em 536, ainda que originada dos fenômenos citados anteriormente, ramificou-se para os domínios político e econômico. Durante os primeiros séculos da Idade Média, o socorro às vítimas da fome estava intrinsecamente ligado à administração pública, embora as ações dos indivíduos fossem apresentadas sob a ótica da compaixão e da caridade.

---

2   Cassiodoro, também conhecido como *Flavius Magnus Aurelius Cassiodorus Senator*, foi um importante estadista, escritor e monge cristão que viveu durante o final do Império Romano do Ocidente e o início do período medieval. Ele nasceu por volta de 485 d.C. e faleceu em torno de 580 d.C.

3.3 A influência da Igreja

Na Idade Média, as igrejas exerceram enorme influência nos hábitos alimentares das pessoas. A religião desempenhou um papel central na vida cotidiana, e a Igreja Católica, como instituição poderosa e influente, teve um impacto substancial na configuração desses hábitos. Mediante suas práticas e seus ensinamentos, ela estabeleceu um conjunto de restrições alimentares e rituais relacionados à comida. Consequentemente, a atuação da instituição católica foi vital para transformar os costumes alimentares da época. A privação e a abstinência foram incentivadas como parte de um padrão alimentar que relacionava a dieta à virtude. Sob a influência do cristianismo, a abstenção de alimentos ricos em gordura, como carnes e laticínios, era vista como uma prática espiritual que afastava os excessos carnais e os vícios associados, como gula e luxúria. Nessa perspectiva, acreditar na abstinência poderia garantir a salvação da alma, o que refletia uma visão ascética e disciplinada.

A presença dos mosteiros também se mostrou fundamental na cultura alimentar medieval, uma vez que eram centros espirituais, bem como de produção e distribuição de alimentos, cujas tradições gastronômicas representavam uma mistura de conhecimentos culinários adquiridos dos romanos e de preceitos religiosos. Entre as atividades desenvolvidas nesses locais, estava a produção de pães e a comercialização de peixes como arenque, provenientes do Oceano Atlântico. Nesse contexto, o peixe se tornou uma escolha alimentar popular, pois era acessível e se alinhava às restrições alimentares dos cristãos, que evitavam a carne vermelha em datas religiosas.

Ademais, os mosteiros também tinham uma função social e de hospitalidade na sociedade medieval, na medida em que forneciam alimentos à população e mantinham sistemas de acolhimento para hóspedes e peregrinos. Nas abadias, os monges eram incumbidos de receber e auxiliar visitantes, contribuindo para disseminar práticas alimentares e compartilhar alimentos entre a comunidade religiosa e os que buscavam abrigo.

Portanto, durante a Idade Média, as igrejas e os mosteiros desempenharam papéis significativos na orientação dos hábitos alimentares, refletindo tanto as influências religiosas quanto os contextos sociais da época. A Igreja também foi responsável por definir diretrizes específicas para a preparação e o consumo de alimentos. Ela promoveu a moderação e a simplicidade na alimentação e condenou o luxo excessivo e os excessos. Os banquetes extravagantes e opulentos eram considerados pecaminosos, ao passo que a humildade e a gratidão pelo alimento eram enaltecidas.

A influência da Igreja também se mostrou significativa em relação à organização da produção de alimentos. Os mosteiros, por exemplo, funcionavam como centros de produção agrícola e, não raro, contavam com vastas extensões de terras e fazendas. Os monges se dedicavam ao cultivo dos próprios alimentos e implementavam técnicas avançadas de agricultura, o que favoreceu o aprimoramento da produção agrícola em toda a sociedade medieval.

Ademais, as igrejas eram responsáveis por fornecer alimentos aos mais necessitados e desfavorecidos. Por exemplo, nos mosteiros, era frequente a distribuição de comida às pessoas carentes que viviam nas proximidades. Essa prática caritativa visava assegurar que os menos afortunados tivessem acesso a alimentos básicos e necessários para sobreviver.

Na Idade Média, a Igreja Católica mantinha um *status* prestigioso, embora fosse considerada uma sociedade estamental caracterizada por uma estrutura hierárquica composta por senhores feudais e servos. Os monges cultivavam culturas como uva, maçã e malte para a produção de vinho, cidra e cerveja. Além do mais, os mosteiros eram verdadeiros repositórios de tradições gastronômicas e conhecimentos culinários básicos aprendidos dos romanos. A produção de pães e a comercialização de peixes como o arenque, pescado no Oceano Atlântico, eram atividades comuns nos mosteiros (Rodarte, 2020).

Desde a Idade Média, mesmo com as prescrições que consideravam a gula como um dos pecados capitais, o catolicismo demonstrou uma relação positiva com a boa comida. No entanto, os reformadores protestantes encararam os hábitos alimentares praticados como uma ferramenta importante na luta contra o poder da Igreja (Moraes e Silva, 2015).

Com a queda de Roma, foram os líderes religiosos que impulsionaram mudanças nos costumes e hábitos alimentares, uma vez que a gula passou a ser considerada um dos sete pecados, o que não justificava mais a realização de banquetes suntuosos. A esse respeito, Friedman (2009, p. 166) menciona que um dos padrões alimentares que emergiu estava centrado na conexão entre a dieta e a virtude, com o cristianismo incentivando a abstinência por suas implicações espirituais:

> A abstenção de carnes gordurosas e produtos lácteos, e consequentemente da carnalidade e seus vícios associados, como a gula e a luxúria, contribuiria para a salvação da alma. Embora a sociedade secular fosse mais liberal, muitos indivíduos devotos foram influenciados a seguir paradigmas ascéticos de abstinência.

É importante lembrar que o período medieval se caracterizou pelo surgimento e pela difusão das ordens monásticas, nas quais indivíduos se retiravam da sociedade para uma vida de reclusão, humildade e disciplina, marcada por orações, silêncio e contemplação. Nessa ótica, muitos mosteiros possuíam extensas terras e obtinham renda mediante a cobrança de impostos sobre a produção agrícola das aldeias circunvizinhas. A prática de dias de jejum e abstinência era mais comum do que a realização de banquetes e o consumo de carne, além de ser regulamentada por textos prescritivos, como as regras monásticas. A alimentação, assim como o desejo por comida, era considerada um impulso semelhante ao desejo sexual, uma ânsia natural que necessitava ser controlada, desafiando o autocontrole.

Quanto a esse aspecto, tanto a comida quanto a questão sexual eram tratadas de forma similar – ambas associadas ao prazer. A atração pela comida estava relacionada a pecados como a luxúria e os prazeres carnais, além da gula. Ademais, doenças e enfermidades eram frequentemente associadas ao pecado, para as quais a purificação da alma seria o único tratamento possível. Desse modo, era necessário exercer o autocontrole por meio do jejum e da abstinência, a fim de controlar o corpo, os desejos e o pecado (Rodarte, 2020).

O jejum envolvia uma série de ações que guiavam a vida monástica. Valorizado desde a Antiguidade, foi adotado por escolas filosóficas que promoviam exercícios espirituais para autoconhecimento, mudança de direção e autodisciplina. O helenista Fílon de Alexandria, por exemplo, descreveu listas de exercícios espirituais presentes nas escolas filosóficas antigas e no ensino clássico que abrangiam atividades como exame profundo, leitura, audição, atenção, autocontrole e realização dos deveres.

Nessa ótica, a prática de restringir os desejos do corpo, incluindo o desejo por comida, visava levar os monges – e, em um sentido penitencial, os fiéis durante os períodos de jejum – a um estado de conversão e busca da salvação. Dentro do ambiente monástico, além das renúncias alimentares, a renúncia sexual, como citado anteriormente, também era comum, já que os religiosos tencionavam suprimir os desejos carnais a fim de atingir um ideal de vida baseado nos exemplos dos santos e de Cristo.

Assim como a luxúria, o pecado capital da gula era considerado grave, pois dele se originava uma série de outros pecados que corrompiam a alma e desviavam o indivíduo do domínio sobre si mesmo. Portanto, a aflição não estava apenas limitada a um mal físico, mas também a uma enfermidade na alma. Conforme apontado por Carla Casagrande e Silvana Vecchio (2002), várias representações dos vícios recorriam à metáfora médica, em que os pecados eram comparados a sete doenças distintas. Nesse contexto, em tratados médicos e textos moralistas dos séculos XIV e XV, identificam-se certas analogias, nas quais o orgulho era associado ao inchaço corporal; a inveja, à lepra ou à febre; a raiva, à loucura ou à possessão diabólica; a avareza, à hidropisia; a acídia, à letargia ou à paralisia; a gula, à epilepsia ou à lepra; e a luxúria, à febre ou até mesmo à hemorragia. A possível cura para os sete venenos do pecado residia no uso de sete remédios correspondentes às virtudes, especialmente a humildade, abordada em textos regulamentadores, como a Regra de São Bento[3].

Ainda que a maioria dos monges adotasse a abstinência de carne, esse nutriente essencial era empregado para a recuperação da saúde de enfermos ou daqueles que haviam sido sangrados. Outros produtos de destaque oriundos das terras do mosteiro, como mel e vinho, eram usados com fins terapêuticos. Dado que o Mosteiro de Alcobaça[4] estava cercado por árvores e matas, a presença de abelhas era constante, o que fazia do mel e da cera itens valiosos. Por conseguinte, o mel representava um remédio precioso para diversas enfermidades, sendo uma das poucas substâncias utilizadas na medicina medieval que demonstrava eficácia no tratamento de feridas, anemias e distúrbios gastrointestinais e respiratórios. Ainda, além das plantas medicinais autóctones, a farmacopeia medieval recorria ao emprego de especiarias como açúcar, açafrão, gengibre, entre outras, conhecidas por facilitar a digestão e combater outras enfermidades.

Por fim, vale ressaltar o valor terapêutico do vinho. A bebida, entendida como higiênica, por conta de seu teor alcoólico, era capaz de agir como antisséptico e, assim, conter a disseminação de epidemias, sendo um recurso frequentemente utilizado, inclusive, em contextos hospitalares (Rodarte, 2020).

---

3   A Regra de São Bento se refere a um conjunto de diretrizes e preceitos monásticos escritos por São Bento de Núrsia, monge cristão que viveu no século VI. Ela estabelece as práticas e os princípios que governam a vida comunitária e espiritual dos monges beneditinos, bem como de outras ordens monásticas que a adotaram ao longo dos séculos.

4   Localizado na cidade de Alcobaça, na região central de Portugal, o Mosteiro de Alcobaça é um dos mais importantes e impressionantes monumentos do país. Também conhecido como *Mosteiro de Santa Maria de Alcobaça*, foi fundado no ano de 1153 pelo primeiro rei de Portugal, Afonso Henriques.

Para saber mais

OS SABORES do palácio. Direção: Christian Vincent. França: Europa Filmes, 2012. 95 min.

Dirigido por Christian Vincent, o filme *Os sabores do palácio* nos transporta para o mundo luxuoso das cortes reais, revelando os bastidores da gastronomia na nobreza. A obra conta a história de uma cozinheira que entra para a equipe culinária do Palácio de Élysée, sede da presidência francesa, e a narrativa nos envolve em uma trama repleta de sabores, aromas e intrigas palacianas. Ao assistir ao filme, você poderá compreender melhor as práticas alimentares dos nobres, bem como a paixão e a dedicação necessárias para a elaboração de pratos requintados.

Síntese

Neste capítulo, vimos que a alimentação dos nobres era marcada pela abundância e pela sofisticação, em um contexto no qual os banquetes suntuosos e refinados eram sinônimos de prestígio e poder. Os nobres desfrutavam de uma variedade de alimentos luxuosos, como carnes nobres, aves exóticas, especiarias e vinhos finos. Tais padrões alimentares refletiam as hierarquias sociais e o sistema feudal vigente, além de representarem um meio de exibir riqueza e *status*.

Em contrapartida, os camponeses e a população em geral enfrentavam restrições alimentares e dependiam de uma dieta mais simples, baseada em grãos, legumes e vegetais. Portanto, as disparidades alimentares reforçavam as desigualdades sociais e econômicas da época.

Ainda em relação à alimentação da nobreza na Idade Média, explanamos que os hábitos alimentares podem revelar muitos aspectos de uma sociedade, incluindo suas estruturas de poder, além das consequências desse desequilíbrio para a vida cotidiana das pessoas.

Questões para revisão

1. Cite quais eram os principais alimentos consumidos pela população na Idade Média.
2. Durante a Idade Média, de que modo a religião influenciava a alimentação?
3. Que alimentos eram considerados luxuosos e frequentemente presentes na alimentação da nobreza medieval?
    a) Pães e legumes frescos.
    b) Peixes e frutos do mar.
    c) Carne de porco e de aves.
    d) Vegetais e frutas tropicais.
    e) Grãos e raízes.
4. Assinale a alternativa que menciona a bebida que, devido à sua importância social e cultural, era amplamente consumida pela nobreza medieval:
    a) Água mineral.
    b) Suco de frutas.
    c) Chá.
    d) Vinho.
    e) Leite de cabra.
5. Como eram os banquetes da nobreza na Idade Média?
    a) Refeições simples e rápidas.
    b) *Buffets* com variedade de pratos.
    c) Servidos individualmente em pequenas porções.
    d) Jantares silenciosos e intimistas.
    e) Banquetes extravagantes e fartos, com muitos pratos e apresentações elaboradas.

Questões para reflexão

1. Considerando a alimentação da nobreza na Idade Média, reflita sobre como os padrões alimentares da época refletiam as hierarquias sociais e o sistema feudal. Lembre-se de que a alimentação da nobreza era utilizada como símbolo de poder, *status* e ostentação. Em que medida essa realidade impactava a vida dos camponeses e da população em geral?

2. Nesta atividade, você refletirá sobre a diferença entre a alimentação da nobreza e a dos camponeses durante a Idade Média. Para isso, utilizaremos dois personagens fictícios: Lorde Juliet, um nobre influente, e o camponês Bruno, habitante de uma pequena vila rural. Portanto, leia o parágrafo a seguir:

> Lorde Juliet, membro da nobreza, desfruta de uma alimentação abundante e variada. Ele tem acesso a carnes nobres, como carne de caça, cordeiro e porco. A mesa de jantar é repleta de iguarias como aves exóticas, peixes frescos e pães finos, além de vinhos finos e outras bebidas alcoólicas. Já o camponês Bruno vive em condições mais simples. Sua dieta é principalmente baseada em alimentos produzidos localmente, a exemplo de cereais, como cevada e aveia, e pães mais rústicos, e complementada com legumes e vegetais cultivados em pequenas hortas. A carne, consumida com menos frequência, geralmente limita-se à de porco e de aves criadas na própria vila.

Considerando o exposto, reflita sobre as principais diferenças entre a alimentação de ambos os personagens e discorra sobre como a posição social influenciava diretamente a dieta e o acesso aos alimentos na Idade Média.

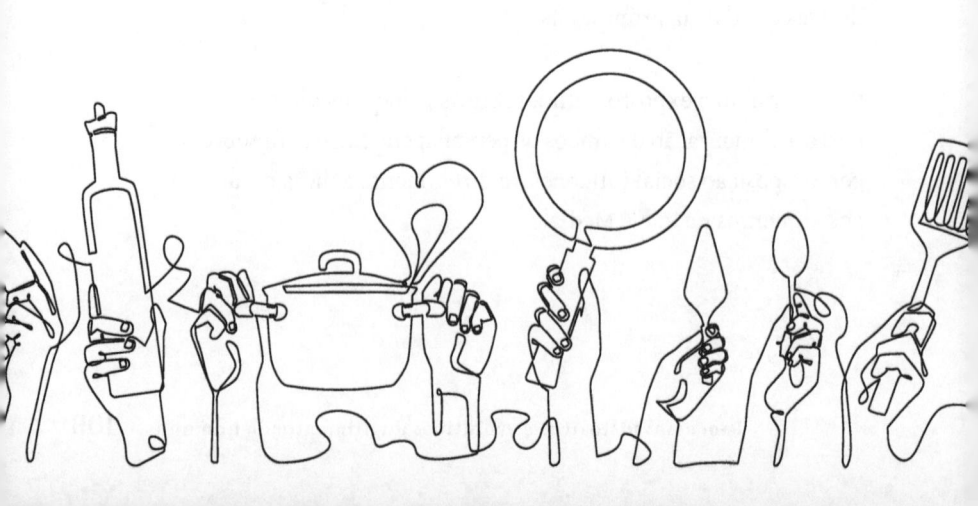

Capítulo 4

A história da compreensão dos nutrientes

Ney Felipe Fernandes

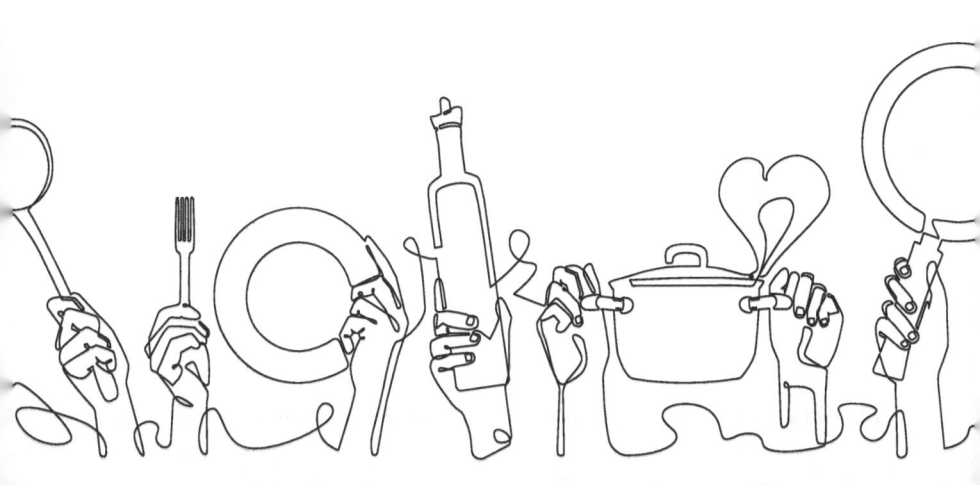

Conteúdos do capítulo:
- Fundamentos da nutrição na Grécia Antiga.
- A era da nutrição moderna.
- Impacto dos macronutrientes na saúde.
- Dietas e tendências alimentares.
- Nutrigenômica e nutrigenética.

Após o estudo deste capítulo, você será capaz de:
1. compreender as raízes históricas da nutrição;
2. identificar e diferenciar os macronutrientes;
3. analisar a relação entre dieta e saúde;
4. explorar as tendências alimentares e dietéticas;
5. explicar o que é nutrição personalizada.

4.1 Nutrição como ciência

Neste capítulo em particular, adotaremos uma abordagem de caráter dual, o que nos permitirá explorar dois momentos de significativa relevância no âmbito da compreensão dos macronutrientes. Inicialmente, exploraremos a perspectiva ancestral concernente a esses constituintes, cuja elucidação primordial ocorreu no contexto da Grécia Antiga. Em um segundo momento, vamos nos dedicar substancialmente a uma minuciosa análise acerca da noção contemporânea dos macronutrientes – igualmente reconhecida como *era da nutrição moderna*. Veremos que a trajetória histórica desse período se manifesta de modo exímio e complexo, entrelaçando-se a séculos de progresso no domínio do entendimento humano sobre a alimentação e sua intersecção com a saúde e o bem-estar.

Desde épocas passadas, a incessante busca por abordagens alimentares que logrem atender aos imperativos nutricionais se mostra uma preocupação perene. Nessa ótica, longe de ser motivada apenas pela essencial necessidade de sobrevivência, essa procura também encontra fundamento no inato anseio por obter uma qualidade de vida saudável e plenamente gratificante.

Foi somente no desfecho do século XIX que o campo da nutrição deu passos significativos rumo à consolidação como uma disciplina científica formal. Esse período marcou o início de uma fase em que notáveis cientistas, tais como Antoine Lavoisier e Justus von Liebig, empreenderam explorações profundas sobre a composição química dos alimentos e as intricadas engrenagens metabólicas que governam a digestão e a assimilação dos nutrientes. Lavoisier, amplamente reconhecido como o *pai da química moderna*, foi pioneiro ao empregar uma balança para meticulosamente mensurar as flutuações de peso associadas à respiração e à digestão, lançando, por conseguinte, as bases essenciais para uma apreensão robusta da relação entre a ingestão alimentar e o dinamismo metabólico.

Os primórdios do século XX testemunharam o florescer do domínio da nutrição, por meio da notável descoberta das vitaminas e do entendimento acerca de sua crucial relevância para a manutenção da saúde. A esse respeito, figuras como Frederick Hopkins e Casimir Funk foram fundamentais por terem identificado elementos essenciais presentes nos alimentos, batizando-os de *vitaminas*, nutrientes de enorme importância de que o corpo humano precisa em proporções reduzidas para operar com eficácia. Tal descoberta se mostrou crucial para elucidar muitas enfermidades carenciais e, ademais, estabeleceu a premissa da vitalidade de uma dieta balanceada e diversificada para a preservação da saúde integral.

Ao longo das duas Grandes Guerras Mundiais, a nutrição desempenhou um papel de suma importância não apenas para a preservação da saúde dos soldados, mas também para a otimização do desempenho militar em campo. Essas experiências levaram à criação de diretrizes nutricionais de abrangência mais ampla, as quais, posteriormente, foram adotadas em níveis nacionais, com o fito de assegurar uma alimentação condizente para a população em geral.

A esse respeito, os órgãos governamentais perceberam que a nutrição bem regulada era essencial para as resistências física e mental das tropas, além de ser um pilar para a recuperação de indivíduos feridos no campo de batalha. Em decorrência dessa percepção, observou-se um substancial aumento nos investimentos voltados à pesquisa nutricional, bem como a adoção de políticas públicas direcionadas a promover hábitos alimentares saudáveis.

A partir da segunda metade do século XX, a nutrição moderna entrou em um período de progresso renovado que culminou em um entendimento mais apurado a respeito da interação diferenciada entre os variados nutrientes e o organismo humano. O avanço tecnológico, em concomitância com a evolução dos métodos de pesquisa, proporcionou uma exploração mais detida dos efeitos alimentares na prevenção e no tratamento de moléstias como obesidade, diabetes e doenças cardiovasculares.

A ligação inextricável entre a alimentação e a saúde progressivamente se tornou mais tangível e, com efeito, fez emergir uma ciência nutricional que passou a disponibilizar orientações cada vez mais específicas em relação à quantidade e à qualidade dos nutrientes necessários para garantir uma existência saudável e bem equilibrada.

Para além desses aspectos, a nutrição moderna também integra considerações vinculadas a fatores sociais, culturais e ambientais, conferindo-lhe uma perspectiva mais holística e abrangente. Nessa ótica, os profissionais nutricionistas não se restringem somente à análise da composição dos alimentos e de seus impactos fisiológicos, uma vez que também incorporam a influência do contexto social e cultural no âmbito alimentar das pessoas. Dessa forma, a abordagem nutricional transcende as noções elementares referentes ao suprimento de nutrientes, englobando dimensões como segurança alimentar e sustentabilidade, assim como o reflexo dos sistemas alimentares na saúde global do planeta. Sob essa perspectiva, a promoção de uma agricultura ecoconsciente, a adoção de práticas alimentares mais conscientes e a mitigação do desperdício alimentar irromperam como temáticas primordiais na esfera da nutrição moderna.

A partir das últimas décadas do século XX, a pesquisa nutrigenômica e nutrigenética insuflou uma nova esfera à nutrição moderna, atribuindo-lhe uma dimensão adicional. Os novos campos de investigação sondam a maneira pela qual os nutrientes interagem com os genes e de que forma o arcabouço genético singular de cada indivíduo incide na resposta perante os nutrientes. Tal evolução abriu caminho para o desenvolvimento de uma abordagem nutricional mais individualizada, reconhecendo a variabilidade das necessidades nutricionais conforme os genes e as particularidades intrínsecas de cada um.

Atualmente, a nutrição moderna representa uma disciplina multidisciplinar em perene evolução. Os progressos nos domínios da genética e da ciência dos alimentos acarretam uma compreensão cada vez mais profunda dos mecanismos subjacentes à interação dos nutrientes com o organismo humano. A pesquisa científica continua a desvelar novos compostos bioativos presentes nos alimentos, capazes de impactar positivamente a saúde humana, enquanto tecnologias inovadoras estão sendo concebidas a fim de aprimorar a qualidade e a segurança dos alimentos que compõem nossas refeições cotidianas.

Portanto, a função da moderna área da nutrição é vital para a promoção de hábitos alimentares que favoreçam a saúde e contribuam para prevenir a ocorrência de enfermidades. Nutricionistas e demais trabalhadores do setor da saúde combinam esforços no intuito de oferecer diretrizes dietéticas que sejam tanto personalizadas quanto embasadas em fundamentos científicos, levando em conta as necessidades e metas singulares de cada indivíduo. Nesse contexto, a educação nutricional assumiu uma notável relevância, constituindo-se como ferramenta crucial de empoderamento para as pessoas tomarem decisões conscientes sobre a própria alimentação, fomentando a adoção de escolhas alinhadas ao conceito de nutrição saudável no cotidiano.

Além disso, a nutrição moderna também está se adaptando aos atuais desafios, como o aumento da prevalência da obesidade e das patologias crônicas vinculadas à alimentação. Abordagens vanguardistas, a exemplo da propagação da alimentação consciente, da aplicação de soluções tecnológicas digitais para monitorar a ingestão alimentar e da implementação de políticas públicas visando ampliar o acesso a alimentos saudáveis, têm ganhado visibilidade e importância no cenário contemporâneo.

4.2 Os macronutrientes e a Grécia Antiga

Para os antigos gregos, um dos povos mais influentes da história, a compreensão dos macronutrientes – carboidratos, proteínas e gorduras – era fundamental para a nutrição e o bem-estar. Embora não tivessem o conhecimento científico moderno sobre esses nutrientes, as dietas, principalmente baseadas em alimentos como grãos, azeite, vinho, frutas, vegetais e carnes magras, forneciam à civilização grega uma combinação equilibrada de macronutrientes.

Essa preocupação com a nutrição e a dieta era evidente em textos de filósofos como Hipócrates, que enfatizava a importância da alimentação adequada para a saúde física e mental. Ademais, posteriormente, a cultura e a filosofia grega também influenciaram conceitos de dieta e nutrição em muitas culturas de todo o mundo.

Considerando o exposto, a seguir, abordaremos as principais compreensões dos habitantes da Grécia Antiga acerca dos macronutrientes.

4.2.1 Proteínas

Macronutriente essencial para o corpo humano, a proteína assume funções cruciais para a construção e a reparação de tecidos, a eficácia do sistema imunológico e o transporte de nutrientes pelo organismo. Entretanto, há questionamentos acerca da etimologia da palavra *proteína* e de como a compreensão desse nutriente se desenvolveu ao longo da história. Uma narrativa fascinante vinculada a tais aspectos se relaciona a Mílon de Crotona, célebre atleta e lutador grego.

A etimologia do termo *proteína* remonta ao vocábulo grego *proteios*, cuja tradução se associa a "primeiro" ou "de suprema relevância". Tal denominação foi proposta pelo químico sueco Jöns Jacob Berzelius, nos primórdios do século XIX. Ele percebeu que as proteínas eram macromoléculas intricadas que atuavam em uma variedade de processos biológicos, conferindo-lhes um papel vital no contexto da existência. A escolha da palavra em questão para descrever essas moléculas espelhava sua primordial significância na esfera da biologia.

Figura 4.1 – Alimentos ricos em proteínas

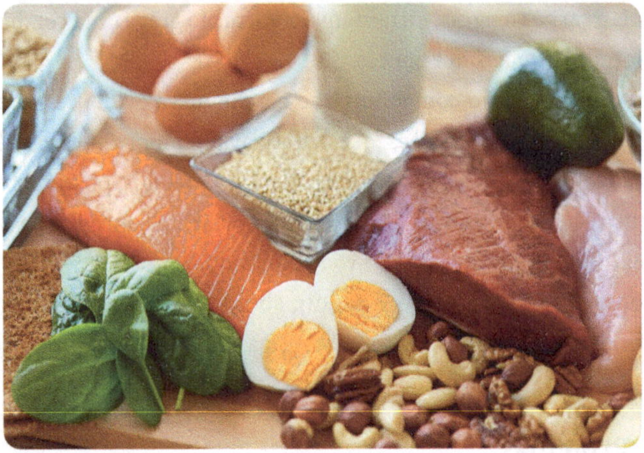

Ground Picture/Shutterstock

A origem do conhecimento sobre as proteínas nos conduz à Grécia Antiga, em que os filósofos pré-socráticos e outros estudiosos pioneiros começaram a explorar a composição dos alimentos e seus impactos no organismo. Entretanto, foi somente no século XIX que a química moderna deu os primeiros passos para decifrar a complexidade das proteínas. Nessa trajetória, um marco crucial ocorreu em torno do ano de 1800 e diz respeito à descoberta dos aminoácidos, blocos fundamentais que as compõem, o que representou um significativo avanço na compreensão dessas moléculas. Nesse contexto, os cientistas deram início à exploração da composição química das proteínas e à revelação de suas estruturas e funções intrínsecas.

Como mencionado, uma intrigante narrativa que orbita o universo das proteínas se refere à saga de Mílon de Crotona, ilustre atleta e lutador de origem grega cuja existência remonta ao século VI a.C. Conhecido por sua notável destreza física e pelos extraordinários feitos atléticos, Mílon se destacou como campeão olímpico no pancrácio, uma modalidade ancestral de luta, e acumulou uma série de outros títulos em variadas competições esportivas.

A história mais icônica associada a ele gira em torno de seu treinamento físico e regime alimentar. Mílon praticava sua rotina diária transportando um bezerro recém-nascido sobre seus ombros. À medida que o filhote crescia, o atleta via-se simultaneamente mais robusto e capaz de suportar o aumento de peso. Essa narrativa encarna o princípio do treinamento progressivo, segundo o qual a intensidade e o desafio dos exercícios são gradualmente incrementados, promovendo assim o desenvolvimento físico contínuo.

Além da dedicação ao treinamento rigoroso, Mílon também ficou conhecido por adotar uma dieta peculiar, composta principalmente por generosas porções de carne, em especial, carne bovina. Essa escolha alimentar sugere que ele buscava suprir seu corpo com quantidades substanciais de proteínas, visando impulsionar a regeneração muscular e nutrir o crescimento de sua imensa força física.

A narrativa envolvendo Mílon de Crotona, além de enriquecer os anais esportivos, também destaca vividamente a crucial importância da nutrição adequada, com ênfase em uma ingestão equilibrada de proteínas, no desenvolvimento e na *performance* atlética. Ainda que a evolução científica do entendimento sobre as proteínas e sua relevância nutricional tenha avançado ao longo dos séculos, a intuição ancestral referente à necessidade de uma administração adequada de proteínas para fomentar o crescimento muscular e facilitar a recuperação já existia há milênios.

4.2.2 Lipídios

Os lipídios são um conjunto fundamental de macronutrientes que desempenham funções vitais no corpo humano. A palavra *lipídios* deriva do grego *lipos*, que se traduz como "gordura". Essa nomenclatura foi forjada para caracterizar uma variedade de moléculas insolúveis em água, desde gorduras até óleos (Figura 4.2), fosfolipídios e esteroides. A jornada relativa ao entendimento dos lipídios remonta a uma época em que as civilizações ancestrais começaram a notar a presença das gorduras nos alimentos e a vislumbrar a função delas na nutrição humana.

Ao longo dos séculos, os lipídios têm sido reconhecidos como fontes primordiais de energia. Nas sociedades antigas, as gorduras de origem animal e vegetal eram apreciadas por sua capacidade de conferir energia densa. Na medicina ayurvédica, a título de exemplo, as gorduras foram compreendidas por sua função essencial na preservação da saúde e no equilíbrio dos *doshas* (as energias vitais).

Todavia, foi somente nos séculos XIX e XX que os cientistas começaram a entender a intrincada complexidade dos lipídios e seu papel biológico de vital importância. O entendimento dos diferentes matizes dos lipídios, como triglicerídeos, fosfolipídios e esteroides, alargou os horizontes do conhecimento, desvelando sua miríade de estruturas e funções no mecanismo orgânico. Tais moléculas emergiram em tecidos e fluidos corporais, desnudando sua importância na forja das membranas celulares, na síntese de hormônios e no trânsito de vitaminas solúveis em lipídios.

Figura 4.2 – Diferentes tipos de óleos

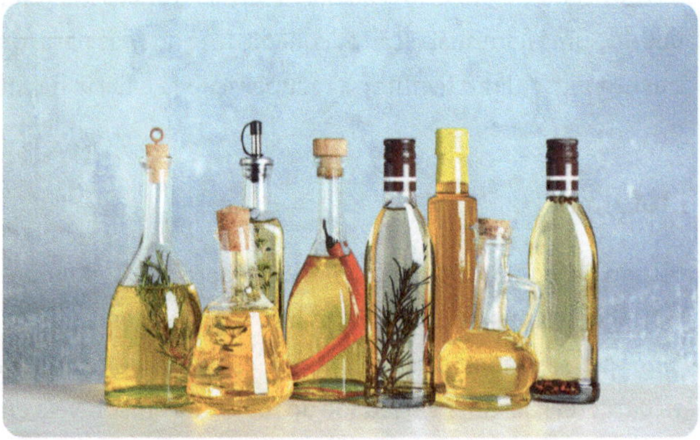

New Africa/Shutterstock

Outro marco crucial vinculado à história dos lipídios diz respeito à ilustre identificação do colesterol, um exemplo de lipídio esteroide. O colesterol exerce papéis basilares no organismo, sendo o principal elemento estrutural das membranas celulares e o precursor de hormônios esteroides, como os hormônios sexuais e adrenais. Não obstante, a intrincada conexão entre o colesterol e a saúde humana é direta, uma vez que níveis elevados desse lipídio podem desencadear enfermidades cardiovasculares.

Para além de sua função estrutural e da atuação como manancial energético, os lipídios se destacam pela absorção e pelo trânsito de vitaminas lipossolúveis, como as vitaminas A, D, E e K. Esses nutrientes vitais dependem do concurso dos lipídios para serem apropriadamente assimilados pelo organismo e, com efeito, efetivarem suas funções biológicas.

A evolução da compreensão dos lipídios e de sua importância nutricional trilhou um caminho sinuoso ao longo do tempo. Atualmente, sabemos que o consumo balanceado e sensato de diversas classes de lipídios constitui um alicerce fundamental para a saúde. As gorduras saudáveis, tais como os ácidos graxos ômega-3 e ômega-6 encontrados em pescados, nozes e sementes são essenciais para a sanidade cerebral e cardiovascular, bem como para o equilíbrio hormonal. Em contrapartida, a ingestão desmesurada de gorduras saturadas e gorduras trans pode estar vinculada a doenças cardíacas e obesidade.

4.2.3 Glicídios

Também conhecidos como *carboidratos* ou *açúcares*, os glicídios perfazem um grupo de macronutrientes essenciais de suma importância no intrincado funcionamento do organismo humano. A gênese da palavra *glicídios* reside no vocábulo grego *glykys*, cujo significado é "doce". A denominação em questão foi empregada com o objetivo de caracterizar um conjunto de compostos orgânicos que compartilham uma característica marcante: o sabor adocicado. Presentes em uma infinidade de alimentos, como frutas, grãos, legumes e produtos lácteos, os glicídios são fontes primordiais de energia para o funcionamento do corpo humano.

Figura 4.3 – Alimentos ricos em glicídios

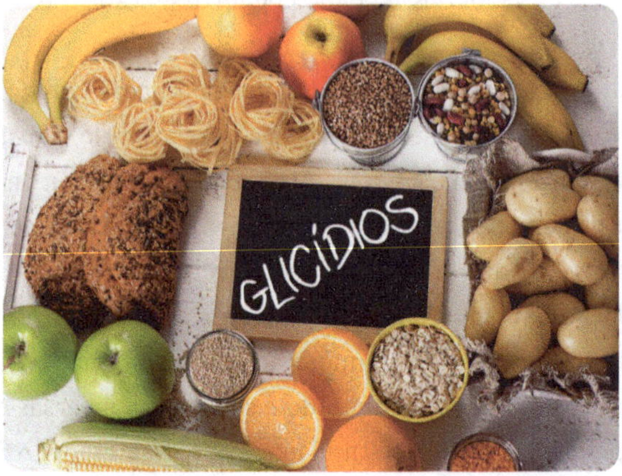

Tatjana Baibakova/Shutterstock

A aventura associada ao entendimento dos glicídios nos transporta à Antiguidade, quando civilizações primordiais já inseriam nas suas práticas alimentares fontes naturais de carboidratos. Os antigos egípcios, por exemplo, faziam uso do mel como adoçante natural, enquanto gregos e romanos incorporavam frutas e mel às suas dietas. Porém, foi somente ao soar do século XIX que os cientistas direcionaram esforços para investigar a estrutura e as funções dos glicídios.

Essenciais para o funcionamento do organismo humano, os carboidratos se dividem em variados agrupamentos, a saber: monossacarídeos, dissacarídeos e polissacarídeos. A distinção entre eles decorre da quantidade de unidades de açúcar entrelaçadas em suas estruturas.

Os monossacarídeos, a exemplo da glicose e da frutose, perfazem as bases fundamentais dos carboidratos e são rapidamente absorvidos pelo organismo, servindo de pródromos essenciais. A categoria subsequente, dos dissacarídeos, à qual pertencem a sacarose (açúcar de mesa) e a lactose (açúcar do leite), brota da união de dois monossacarídeos. Por fim, na porção final desse espectro estão os polissacarídeos, representados pelo amido e pela celulose, que resultam de longas fileiras de monossacarídeos e cujas responsabilidades se vinculam às esferas nutricional e digestiva.

O trajeto funcional dos glicídios no corpo humano adquire múltiplas facetas. Eles se configuram como principal fonte de energia para o organismo, convertendo-se em glicose a ser despendida pelas células. Ademais, os carboidratos estão intrinsecamente associados à síntese de moléculas relevantes, como o DNA e o RNA, além de protagonizarem atribuições estruturais nos tecidos, como a celulose assentada nas estruturas celulares das plantas.

Concomitantemente à passagem do tempo, a penetração científica na esfera dos glicídios amplificou-se, desnudando sua inescusável importância na preservação da saúde humana. Carboidratos complexos, intrincados nas tessituras de grãos integrais, vegetais e legumes, alinham-se a uma provisão de energia sustentável, preconizada pela digestão gradual e pelo fornecimento de fibras. Paralelamente, o consumo desenfreado de carboidratos simplificados, como açúcares e produtos de panificação refinados, pode favorecer o surgimento de condições de saúde adversas, a exemplo de obesidade e diabetes.

4.3 Século XIX: os macronutrientes e as calorias

No campo da nutrição, a contribuição dos cientistas é fundamental para expandir nosso conhecimento sobre os nutrientes e seu papel na saúde humana. A esse respeito, duas figuras essenciais foram William Prout e Justus von Liebig, cujas descobertas e pesquisas pavimentaram o caminho para o entendimento dos nutrientes e a formação dos fundamentos da nutrição moderna.

William Prout, médico e químico britânico do século XIX, foi pioneiro no estudo da química dos alimentos e dos processos digestivos. Ele é principalmente conhecido pela hipótese acerca da composição dos alimentos e de como eles se relacionam com a saúde humana. Nessa ótica, ele propôs que os alimentos são formados por três principais macronutrientes: proteínas, carboidratos e gorduras, os quais dividiu em sacarinos (carboidratos), gordurosos (gorduras) e albuminosos (proteínas), estabelecendo assim a primeira categorização dos macronutrientes. O pioneirismo da abordagem de Prout serviu de base para a compreensão dos diferentes componentes dos alimentos e de sua importância para a saúde.

Por seu turno, Justus von Liebig, químico alemão que viveu no século XIX, é tido como um dos fundadores da química orgânica e da nutrição moderna, sendo precursor no estudo dos nutrientes e da relação destes com a saúde humana. O cientista investigou a composição química dos alimentos e desenvolveu métodos para determinar a quantidade de nutrientes presentes neles. A respeito disso, uma de suas mais importantes descobertas foi a identificação do nitrogênio como um componente essencial das proteínas. Liebig defendia que apenas os nutrientes nitrogenados (proteínas) eram verdadeiramente essenciais para o corpo humano. Ele utilizou essa ideia empreendedora para comercializar seu "extrato de carne", um produto rico em nutrientes nitrogenados que se tornou popular como suplemento alimentar. Seu entendimento acerca da importância dos nutrientes nitrogenados influenciou (e segue influenciando) a pesquisa e o desenvolvimento de dietas equilibradas.

As contribuições de William Prout e Justus von Liebig para a compreensão dos nutrientes foram pioneiras em seu tempo e tiveram um impacto duradouro na ciência da nutrição. Prout estabeleceu a primeira divisão dos macronutrientes, enquanto Liebig enfatizou a importância dos nutrientes nitrogenados, especialmente as proteínas. Suas pesquisas e descobertas abriram caminho para um entendimento mais assertivo dos nutrientes e do papel destes na saúde, influenciando gerações de pesquisadores e profissionais da área.

Unidade de medida de energia contida nos alimentos, a caloria desempenha uma função essencial na nutrição, bem como na relação entre alimentação e energia. No final do século XIX, três cientistas desempenharam papéis cruciais na descoberta das calorias: Max Rubner, Karl Voigt e Wilbur Atwater. Suas contribuições foram fundamentais para a compreensão da energia alimentar e, posteriormente, para a inclusão das calorias nos rótulos dos produtos.

Uma caloria é definida como a quantidade de energia necessária para elevar a temperatura de um grama de água em um grau Celsius. Essa medida de energia foi primeiramente aplicada à nutrição quando cientistas perceberam que a quantidade de energia que ingerimos através dos alimentos está diretamente relacionada aos níveis de energia que gastamos nas atividades diárias.

A esse respeito, o fisiologista alemão Max Rubner foi fundamental na descoberta das calorias, devido a seu pioneirismo no desenvolvimento de métodos precisos para aferir a quantidade de energia liberada pelos alimentos durante a digestão e o metabolismo. Rubner realizou cuidadosos experimentos em laboratório, por meio de um dispositivo denominado *bomba calorimétrica*, a fim de determinar a quantidade exata de calor produzido pela queima de distintos alimentos. Ademais, ele também estudou o equilíbrio energético do corpo humano, investigando como a ingestão de alimentos e a atividade física afetam o gasto de energia. Por essas e outras razões, as contribuições de Rubner se mostravam de suma relevância para sedimentar a relação entre energia alimentar e gasto energético.

Outro cientista atrelado à descoberta das calorias foi o médico e pesquisador alemão Karl Voigt, verdadeiro precursor no desenvolvimento de tabelas de composição de alimentos, nas quais quantificava o conteúdo de macronutrientes (carboidratos, proteínas e gorduras) em diferentes alimentos. Assim, com base nas informações que adquiria, Voigt calculava os níveis de energia fornecidos por cada macronutriente, o que lhe permitia estimar a quantidade total de calorias contidas em determinado alimento. As tabelas de composição elaboradas por Voigt forneceram uma base sólida para estudos posteriores sobre o valor energético dos alimentos.

O químico estadunidense Wilbur Atwater também teve um papel significativo na descoberta das calorias. Ele expandiu o trabalho de Voigt ao promover rigorosos estudos experimentais para medir a quantidade de energia liberada pela queima de diferentes alimentos. Para tanto, construiu uma bomba calorimétrica aprimorada que permitia uma medição relativamente precisa do calor produzido no processo de combustão. Os experimentos de Atwater forneceram dados valiosos sobre o valor energético de uma ampla variedade de alimentos e ajudaram a estabelecer valores mais exatos para a quantidade de calorias neles contidas. O trabalho desse cientista lançou as bases para os sistemas de estimativa de calorias ainda usados atualmente.

Com base nas descobertas desses cientistas, a concepção de calorias adquiriu maior relevância quanto ao entendimento da relação entre alimentação e energia. No início do século XX, as calorias começaram a ser mencionadas nos rótulos dos produtos alimentícios, com informações sobre a quantidade de energia contida neles. Isso permitiu que os consumidores tivessem uma compreensão mais clara da composição nutricional da comida que estavam comprando.

A inclusão das calorias nas embalagens também contribuiu para conscientizar as pessoas acerca da quantidade de energia que consomem, assim como a adotarem hábitos alimentares mais saudáveis. No entanto, ao longo do tempo, essa atenção às calorias também gerou certa obsessão em relação a elas. Nesse sentido, a contagem de calorias se tornou aspecto central de muitas dietas e planos alimentares por meio dos quais o objetivo é reduzir a ingestão calórica como forma de controlar o peso. Embora o conhecimento das calorias seja importante para a saúde, é igualmente fundamental considerar a qualidade do que se ingere, bem como manter uma alimentação equilibrada.

4.3.1 A descoberta das primeiras vitaminas: o papel de Casimir Funk e Elmer McCollum

Nos anos de 1910, duas figuras importantes na história da nutrição, Casimir Funk e Elmer McCollum, foram fundamentais na descoberta das primeiras vitaminas. Suas pesquisas e contribuições ajudaram a revelar a importância dessas substâncias para a saúde humana. Dito isso, vamos explorar a história dos dois cientistas e os feitos de ambos para o entendimento das primeiras vitaminas.

Nascido em 1884, o bioquímico polonês Casimir Funk foi educado em Varsóvia e em diversas universidades europeias, até que mais tarde estabeleceu sua carreira científica em Londres. Foi Funk quem cunhou o termo *vitamina* para descrever as substâncias que ele acreditava serem essenciais para a saúde. O termo é uma combinação do latim *vita* (vida) e *amina*, já que, inicialmente, acreditava-se que todas as vitaminas eram compostos nitrogenados.

Em 1911, Funk publicou um artigo intitulado "Vitamin Deficiency: a New Disease" ("Deficiência de vitaminas: uma nova doença", em tradução livre), no qual ele sugeriu que doenças como o escorbuto e o beribéri eram causadas por deficiências específicas de substâncias vitais presentes em certos alimentos. Assim, propôs que tais substâncias fossem chamadas de *vitaminas*, crendo que fossem necessárias para manter a saúde e prevenir doenças.

Igualmente importante no contexto das vitaminas foi o bioquímico e nutricionista estadunidense Elmer McCollum. Nascido em 1879 e educado na Universidade de Yale, o cientista promoveu extensas pesquisas sobre nutrição e deficiências alimentares, focando, particularmente, no estudo de ratos de laboratório. Ele descobriu que ratos alimentados com uma dieta incompleta desenvolviam uma série de sintomas, como retardo no crescimento e problemas de visão.

Com base em suas observações, McCollum propôs que existiam fatores presentes em alimentos essenciais para a saúde, mas que, até aquele momento, não tinham sido identificados. Em colaboração com Marguerite Davis, ele isolou e identificou as primeiras vitaminas solúveis em gordura, como as vitaminas A e D. Suas descobertas proporcionaram a compreensão de que as vitaminas são compostos orgânicos essenciais e necessários em pequenas quantidades para o funcionamento adequado do organismo.

As pesquisas e descobertas de ambos para o entendimento das primeiras vitaminas foram vitais para a nutrição moderna, uma vez que estabeleceram as bases para a identificação de outras vitaminas, bem como para a compreensão de suas funções no corpo humano. Com o passar dos anos, mais vitaminas foram descobertas, as quais desempenham, cada uma, funções específicas na saúde, a exemplo das vitaminas C, E e B12, entre outras.

O impacto dos estudos de Funk e McCollum foi significativo em relação à prevenção e ao tratamento de doenças vinculadas à deficiência de vitaminas. As informações coletadas pelos dois cientistas foram utilizadas para elaborar programas de fortificação de alimentos, como a adição de vitamina D ao leite e de ácido fólico aos alimentos, para prevenir defeitos do tubo neural em recém-nascidos.

4.3.2 Lulu Hunt Peters e seu livro *Diet and Health: with Key to the Calories*

Lulu Hunt Peters nasceu em 1873, em Iowa, e se formou em Medicina pela Universidade da Califórnia, em 1898. Após concluir o curso, trabalhou como médica generalista em Oakland, também na Califórnia, tratando pacientes com uma variedade de condições médicas.

No início do século XX, ela publicou um livro revolucionário que atraiu a atenção da comunidade científica para a contagem de calorias. Intitulada *Diet and Health: with Key to the Calories* (*Dieta e saúde: com a chave das calorias*, em tradução livre), a obra, pioneira ao abordar a relação entre calorias, dieta e saúde, conquistou o sucesso imediato e se tornou *best-seller*. O objetivo da autora era ensinar ao público a importância das calorias na dieta e explicar de que modo a contagem de calorias poderia ser usada para controlar o peso e melhorar a saúde.

O título do livro reflete a abordagem inovadora de Peters. Nesse sentido, ela argumentava que entender e controlar a ingestão de calorias era a chave para adotar uma dieta equilibrada e ter uma vida saudável. Na obra, ela apresentou os conceitos básicos referentes às calorias, descreveu o valor energético dos diferentes alimentos e forneceu orientações a respeito de como calcular e equilibrar a ingestão calórica.

Peters defendia a ideia de que, para perder peso, era necessário consumir menos calorias do que o corpo queimava. Ademais, em seu livro, a autora incluiu orientações práticas para reduzir a ingestão calórica por meio de escolhas alimentares conscientes, controle das porções e aumento da atividade física.

Diet and Health: with Key to the Calories foi recebido com grande entusiasmo pelo público, pois a abordagem simples e prática de Peters foi respaldada por muitas pessoas que estavam em busca de métodos eficazes para perder peso e melhorar a saúde. Não por acaso, a obra foi amplamente divulgada e se tornou um guia popular para aqueles que desejavam adotar uma abordagem baseada em calorias para a alimentação.

No entanto, Peters também precisou lidar com críticas. Alguns argumentaram que a ênfase excessiva na contagem de calorias poderia acarretar uma visão simplista acerca da nutrição e da saúde. Além disso, também se temia que uma abordagem estritamente baseada em calorias desconsiderasse outros fatores importantes, como a qualidade nutricional dos alimentos.

Apesar disso, o *best-seller* contribuiu enormemente para mudar o que as pessoas pensavam sobre alimentação, dieta e controle de peso, ajudando a popularizar a noção de que a contagem de calorias consiste em uma ferramenta importante para o controle do peso e a promoção da saúde.

4.3.3 *The Basic Seven*: o primeiro guia de nutrição do USDA

Durante a Segunda Guerra Mundial, a população dos Estados Unidos começou a se preocupar mais com aspectos referentes à nutrição e à saúde em geral. Com a escassez de alimentos, e em vista da necessidade de manter as pessoas saudáveis e bem-nutridas, o Departamento de Agricultura dos Estados Unidos (USDA, na sigla em inglês), em 1943, lançou o primeiro guia de nutrição oficial, denominado *The Basic Seven* (*Os sete básicos*, em tradução livre), que representou um verdadeiro marco na história da nutrição ao estabelecer diretrizes para uma alimentação equilibrada e saudável.

O objetivo do órgão estadunidense era fornecer orientações claras sobre os grupos de alimentos e as porções recomendadas para uma dieta adequada. Nessa perspectiva, *The Basic Seven* destacava sete grupos de alimentos considerados essenciais para uma alimentação saudável, a saber:

- vegetais e frutas: ricos em vitaminas, minerais e fibras;
- leite e derivados: fontes de cálcio e proteínas;
- carnes, aves, peixes ou ovos: fornecedores de proteínas, ferro e outros nutrientes essenciais;
- pães, cereais e massas: fontes de carboidratos e fibras;
- manteiga e margarina: fornecedores de gorduras;
- gorduras e óleos: fornecedores de energia e ácidos graxos essenciais;
- açúcares: considerados fontes adicionais de energia.

O guia também recomendava o consumo de água, pois reconhecia sua importância para a correta hidratação do corpo. Além disso, enfatizava a importância de ingerir alimentos variados e equilibrados, com porções adequadas de cada grupo alimentar, a fim de obter os nutrientes necessários para a saúde e o bem-estar.

O documento do USDA foi construído sob princípios nutricionais básicos e se tornou um marco na educação alimentar da população. Com diretrizes simples e acessíveis, colaborou grandemente para que as pessoas entendessem a importância de uma alimentação balanceada. Por essas e outras razões, The Basic Seven foi muito utilizado nas escolas, assim como por nutricionistas e profissionais de saúde, com o objetivo de educar e orientar a população.

No entanto, com o passar dos anos, novas pesquisas e novos conhecimentos científicos foram acumulados, e essa evolução também atingiu os guias alimentares. Nesse sentido, The Basic Seven foi substituído por documentos mais abrangentes e detalhados, a exemplo do Dietary Guidelines for Americans (Guia alimentar para os americanos, em tradução livre), publicado originalmente em 1980 e, desde então, periodicamente revisado.

Mesmo assim, a influência e o legado do documento elaborado pelo USDA seguem presentes na área da nutrição. Isso porque ele sedimentou a importância de uma alimentação equilibrada, ao destacar a variedade de grupos alimentares necessários para uma nutrição adequada, além de servir de base para futuros guias alimentares e iniciativas de educação nutricional.

4.3.4 Ancel Keys e a pesquisa dos sete países: uma mudança na compreensão sobre a qualidade das gorduras

Nascido em 1904, o renomado fisiologista estadunidense Ancel Keys também foi figura essencial para aprimorar o entendimento geral acerca da qualidade das gorduras e de sua relação com a saúde cardiovascular. O estudo dos sete países, realizado nas décadas de 1950 e 1960, impactou fortemente a área da nutrição e o desenvolvimento de diretrizes alimentares.

Keys dedicou parte de sua carreira ao estudo dos fatores que influenciam a saúde cardiovascular. Sob essa ótica, foi um dos primeiros cientistas a enfatizar a importância da dieta na prevenção de doenças cardíacas. Ao longo da Segunda Guerra Mundial, enquanto trabalhava como consultor de nutrição para o exército dos Estados Unidos, atuou na elaboração de refeições balanceadas para os soldados.

Um dos estudos mais influentes conduzidos por Ancel Keys foi o estudo dos sete países, iniciado nos anos de 1950. O fisiologista investigou as associações entre dieta, estilo de vida e saúde cardiovascular em sete países: Estados Unidos, Finlândia, Japão, Grécia, Itália, Iugoslávia e Holanda, a fim de analisar os dados coletados acerca da ingestão de gorduras, além de doenças cardíacas e outros fatores relacionados à saúde.

Os resultados dessa pesquisa foram marcantes. Keys descobriu que os países nos quais as dietas da população eram ricas em gorduras saturadas, como os Estados Unidos e a Finlândia, tinham as maiores taxas de doenças cardíacas. Por outro lado, os países cujas dietas se revelaram ricas em gorduras insaturadas, como a Grécia e a Itália, apresentaram menor incidência dessas doenças.

De posse das informações devidamente analisadas, ele propôs o conceito de hipótese lipídica, que sugere uma relação direta entre o consumo de gorduras saturadas e o risco de doenças cardíacas. Tal hipótese desafiou a visão predominante da época, que atribuía a culpa às gorduras totais na dieta. Nesse sentido, Keys argumentou que nem todas as gorduras eram iguais, e que as gorduras saturadas pareciam ser particularmente prejudiciais para a saúde cardiovascular.

As descobertas e conclusões de Keys reverberaram positivamente no desenvolvimento de diretrizes alimentares. Suas pesquisas serviram de base para a recomendação de limitar a ingestão de gorduras saturadas e promover o consumo de gorduras insaturadas, consideradas mais benéficas para a saúde cardiovascular. Consequentemente, a mudança de paradigma levou ao aumento do consumo de alimentos como óleos vegetais, nozes, sementes e peixes ricos em ácidos graxos ômega-3.

No entanto, é importante ressaltar que o trabalho do fisiologista estadunidense também foi alvo de críticas e controvérsias. Alguns estudos subsequentes levantaram questões acerca da interpretação e da validade dos dados do referido estudo, bem como sobre a generalização das conclusões para outras populações e culturas. Além disso, devido ao foco excessivo nas gorduras saturadas, outras variáveis envolvidas com a saúde cardiovascular poderiam ter sido subestimadas, tais como a atividade física, o consumo de açúcares e a qualidade geral da dieta.

4.3.5 O estudo pioneiro de David Jenkins sobre o índice glicêmico

Em 1981, o cientista canadense David Jenkins realizou um pioneiro estudo sobre o índice glicêmico dos alimentos, trabalho que causou grande impacto na compreensão dos efeitos destes no açúcar presente no sangue e na promoção de uma alimentação saudável.

Então professor de nutrição na Universidade de Toronto, Jenkins estava interessado em analisar os efeitos dos carboidratos na regulação do açúcar no sangue. Ao longo de suas pesquisas, ele percebeu que diferentes alimentos geravam respostas glicêmicas variadas no corpo: enquanto alguns elevavam rapidamente os níveis de açúcar, outros tinham um impacto menor. Tal observação levou o cientista a desenvolver o conceito de índice glicêmico.

Publicado em 1981, o estudo de Jenkins investigou a resposta glicêmica de diferentes alimentos em indivíduos saudáveis. Ele testou o impacto de distintos carboidratos na elevação dos níveis de açúcar no sangue e, com efeito, criou um sistema para classificar os alimentos com base no índice glicêmico de cada um.

O índice glicêmico consiste em uma escala numérica que indica a velocidade com que um alimento aumenta os níveis de glicose no sangue em comparação com um alimento de referência – geralmente, o pão branco.

As conclusões do estudo de Jenkins apontaram que alimentos com alto índice glicêmico, como o pão branco e a batata, rapidamente aumentavam os níveis de açúcar no sangue, ao passo que aqueles com baixo índice glicêmico, como legumes, frutas e grãos integrais, tinham um impacto menor. As pesquisas de Jenkins contribuíram enormemente para entendermos como os diversos alimentos incidem na resposta glicêmica e de que modo isso pode ser relevante para a saúde.

A importância desse estudo reside no fato de que o índice glicêmico dos alimentos pode ter implicações relacionadas ao controle do açúcar no sangue, especialmente para pessoas com diabetes ou resistência à insulina. Alimentos com baixo índice glicêmico são digeridos e absorvidos mais lentamente, o que resulta em uma liberação gradual de glicose no sangue, evitando picos de açúcar, o que pode ser benéfico para o controle dos níveis de glicose e de insulina, assim como para a prevenção de problemas de saúde vinculados ao metabolismo.

Dessa maneira, a dedicação de Jenkins foi muito relevante para estabelecer o conceito de índice glicêmico e sua importância para a nutrição, na medida em que seus estudos esclareceram a influência dos alimentos na regulação do açúcar no sangue e, com efeito, proporcionaram uma conscientização maior sobre a qualidade dos carboidratos e a promoção de uma alimentação saudável. Desde então, o índice glicêmico tem sido amplamente utilizado como ferramenta para orientar escolhas alimentares e elaborar dietas adequadas para pessoas com diferentes necessidades de saúde.

4.3.6 O surgimento do conceito de alimentos funcionais no Japão

O conceito de alimentos funcionais surgiu no Japão, em 1984, e imediatamente revolucionou o entendimento a respeito da relação entre saúde e alimentação. Nesse sentido, os alimentos deixaram de ser compreendidos como meras fontes de nutrição e passaram a ser vistos como substâncias capazes de promover benefícios específicos para a saúde.

A expressão *alimentos funcionais* (em japonês, *kenkō kōseihin*) foi introduzida pelo governo japonês através da Food for Specified Health Uses (FOSHU), lei responsável por regulamentar e autorizar a comercialização de alimentos com alegações de saúde específicas. Nessa perspectiva, proclamou-se que os alimentos funcionais poderiam contribuir para manter e promover a saúde por meio dos efeitos fisiológicos acarretados por sua ingestão.

Além das funções nutricionais básicas referentes a tais alimentos, eles oferecem benefícios à saúde quando consumidos regularmente como parte de uma dieta equilibrada, os quais podem estar relacionados à redução do risco de doenças crônicas, à melhoria da função fisiológica ou à promoção do bem-estar geral. O desenvolvimento dos alimentos funcionais se baseia em pesquisas científicas que demonstram sua eficácia e segurança para uso específico.

A concepção de alimentos funcionais promoveu uma nova perspectiva para a alimentação, na medida em que destacou a relevância, para a saúde, dos nutrientes e compostos bioativos presentes neles. Diante disso, são formulados ou modificados com o objetivo de conterem ingredientes ativos, como vitaminas, minerais, fibras, probióticos, fitoquímicos e ácidos graxos ômega-3, que fornecem outros benefícios para além de suas funções nutritivas básicas.

O novo contexto proporcionou o desenvolvimento de uma ampla gama de produtos, de leites enriquecidos com cálcio a bebidas com propriedades antioxidantes, alimentos probióticos e alimentos enriquecidos com ácidos graxos ômega-3. Nos rótulos desses produtos, constam alegações específicas de saúde, a fim de informar os consumidores, ajudando-os a tomarem decisões conscientes.

A indústria alimentícia em todo o mundo foi influenciada pela até então inédita concepção de alimentos funcionais. Nesse sentido, muitos países adotaram regulamentações semelhantes para a comercialização de alimentos com alegações de saúde específicas. Além disso, a pesquisa científica relativa a eles segue sendo constante, o que favorece uma melhor compreensão acerca dos efeitos dos nutrientes e compostos bioativos na saúde humana.

Os alimentos funcionais têm o potencial de melhorar a saúde e o bem-estar geral, além de auxiliar na prevenção de doenças crônicas. No entanto, é importante ressaltar que eles não substituem uma dieta equilibrada e um estilo de vida saudável. Em outras palavras, é necessário consumi-los como parte de uma alimentação variada e balanceada, em conjunto com uma rotina de exercícios regulares.

4.3.7 Foco no padrão alimentar: uma abordagem mais recente da nutrição

Nos últimos anos, ocorreu uma mudança significativa no campo da nutrição, a saber: o foco no padrão alimentar como um todo, e não somente nos alimentos tomados isoladamente. Essa nova abordagem reconhece que a combinação de alimentos e hábitos alimentares é que desempenha um papel crucial na promoção da saúde. Um notável exemplo desse novo enfoque diz respeito ao padrão alimentar mediterrâneo, e os autores Marion Nestle, Walter Willett e Antonia Trichopoulou têm sido fundamentais para fomentar esse novo conceito.

O padrão alimentar mediterrâneo se refere a um modelo dietético baseado nos hábitos alimentares de países do Mediterrâneo, como Grécia, Itália e Espanha. Nessa ótica, a ênfase recai sobre o consumo de alimentos frescos e minimamente processados, como frutas, legumes, cereais integrais, leguminosas, nozes e sementes, além de incluir a ingestão moderada de laticínios, peixes, aves e ovos e limitar o consumo de carnes vermelhas e açúcares adicionados. O padrão alimentar mediterrâneo também incentiva o uso de azeite de oliva como principal fonte de gordura.

Uma das principais vantagens do padrão mediterrâneo diz respeito ao fato de que ele fornece uma boa variedade de nutrientes e compostos bioativos benéficos para a saúde, como ácidos graxos ômega-3, fibras, vitaminas, minerais e antioxidantes. Inclusive, ele tem sido associado, por estudos científicos, à redução do risco de doenças cardiovasculares, bem como de diabetes tipo 2, obesidade e certos tipos de câncer.

Nestle, Willett e Trichopoulou estão entre os principais expoentes e defensores dessa nova perspectiva alimentar. Nutricionista e professora da Universidade de Nova York, Marion Nestle tem fomentado a compreensão de como os fatores sociais, políticos e econômicos influenciam nossas escolhas alimentares e saúde, enfatizando a necessidade de se considerar o ambiente alimentar e as políticas públicas na promoção de padrões alimentares saudáveis.

Conhecido por suas investigações da relação entre dieta e saúde, Walter Willett, professor de epidemiologia e nutrição da Escola de Saúde Pública de Harvard, é um grande defensor do padrão alimentar mediterrâneo e de uma abordagem baseada em evidências na nutrição. A esse respeito, Willett ressalta a importância de se avaliar a qualidade geral da dieta, em vez de se concentrar apenas em nutrientes isolados.

Por fim, a pesquisadora grega Antonia Trichopoulou também tem atuado com vistas à promoção do padrão alimentar mediterrâneo. Para tanto, ela conduziu estudos pioneiros que demonstraram a associação entre esse padrão e a redução do risco de doenças crônicas. Nessa ótica, a cientista é a favor de uma abordagem holística da nutrição que leve em conta o padrão alimentar geral, e não somente alimentos individuais.

A concepção do padrão alimentar mediterrâneo se destaca por reconhecer que a nutrição é um sistema complexo, no qual os alimentos interagem entre si e com o organismo de maneiras diferentes, considerando, também, o contexto cultural, social e ambiental por trás das escolhas alimentares. Não por acaso, essa abrangente abordagem tem o potencial de proporcionar uma alimentação mais saudável e sustentável a longo prazo.

> **Para saber mais**
>
> WHAT THE HEALTH. Direção: Kip Andersen e Keegan Kuhn. EUA: Netflix, 2017. 92 min.
>
> O documentário *What the Health* explora as relações entre a dieta moderna e diversas doenças crônicas, bem como o papel dos macronutrientes e alimentos de origem animal na saúde humana, além de abordar questões relacionadas à indústria alimentícia e suas influências nas políticas de saúde. O filme oferece uma perspectiva provocativa e informativa sobre como determinadas escolhas alimentares afetam nosso bem-estar.

Síntese

Neste capítulo, discorremos sobre a evolução da compreensão dos macronutrientes ao longo da história, desde suas origens na Grécia Antiga até os modernos avanços na ciência da nutrição. Vimos que cada macronutriente – proteínas, lipídios e carboidratos – exerce papéis cruciais na promoção da saúde humana, sendo, não por acaso, fundamentais para o funcionamento do organismo. Também falamos sobre a importância de uma dieta equilibrada e variada e fornecemos *insights* sobre a origem das palavras que designam esses nutrientes e seus impactos na saúde.

Além disso, destacamos em que medida a compreensão dos macronutrientes é capaz de orientar a adoção de escolhas alimentares devidamente informadas com base em fatores como saúde, metabolismo e prevenção de doenças. Por fim, mediante uma abordagem multidisciplinar e a análise das relações entre nutrição, história e saúde, exploramos a relevância dos macronutrientes em distintos contextos de nossas vidas.

Questões para revisão

1. Como a compreensão dos macronutrientes evoluiu ao longo da história? Explique de que maneira diferentes civilizações contribuíram para essa evolução e como a ciência moderna aprofundou nosso entendimento acerca de tais nutrientes.
2. Considerando-se as informações sobre Mílon de Crotona e sua relação com os macronutrientes, qual é a importância da alimentação adequada e do treinamento progressivo no desenvolvimento físico e no desempenho atlético? Em que medida a história desse célebre atleta grego se relaciona com as práticas atuais de nutrição e exercício?
3. Qual é a importância dos carboidratos na dieta humana?
    a) Contribuem apenas para a síntese de hormônios.
    b) São relevantes apenas para fornecer energia.
    c) Não desempenham função estrutural no organismo.
    d) São fundamentais apenas para a saúde cardiovascular.
    e) São fonte de energia, participam da síntese de moléculas importantes e têm funções estruturais.

4. Assinale a alternativa que traz a designação correta para as unidades básicas dos carboidratos:
    a) Fibras.
    b) Sacarídeos.
    c) Triglicerídeos.
    d) Monossacarídeos.
    e) Polissacarídeos.

5. Em que medida os avanços na genética afetaram a compreensão moderna dos macronutrientes?
    a) Não tiveram impacto na área da nutrição.
    b) Tornaram obsoletas as pesquisas em nutrição.
    c) Permitiram uma abordagem mais personalizada da nutrição.

d) Diminuíram a importância dos macronutrientes na dieta.
e) Resultaram na eliminação dos macronutrientes das dietas modernas.

Questões para reflexão

1. Considerando a importância dos macronutrientes, reflita sobre como o equilíbrio entre esses nutrientes pode contribuir para uma alimentação saudável e a prevenção de doenças.
2. Nesta atividade, vamos utilizar um personagem fictício para analisar a significância dos macronutrientes em diferentes fases da vida. Por meio desse exercício, você delineará os principais alimentos e nutrientes correspondentes recomendados para cada etapa da jornada do personagem, desde a infância até a terceira idade. Portanto, leia o parágrafo a seguir:

> A dieta de João é bem equilibrada, ou seja, diariamente ele ingere quantidades adequadas de proteínas, carboidratos e lipídios essenciais. No entanto, trata-se de um paciente em condição de pré-diabetes e com elevados níveis de colesterol. Nesse sentido, faz-se necessário analisar como o entendimento dos macronutrientes poderá moldar as opções alimentares de João e levá-lo a tomar decisões devidamente fundamentadas, visando a uma vida saudável e balanceada.

Liste quais alimentos e nutrientes são vitais para cada fase da vida do personagem, considerando os diagnósticos apontados.

Capítulo 5
Revolução na cozinha
Ana Paula Garcia Fernandes dos Santos

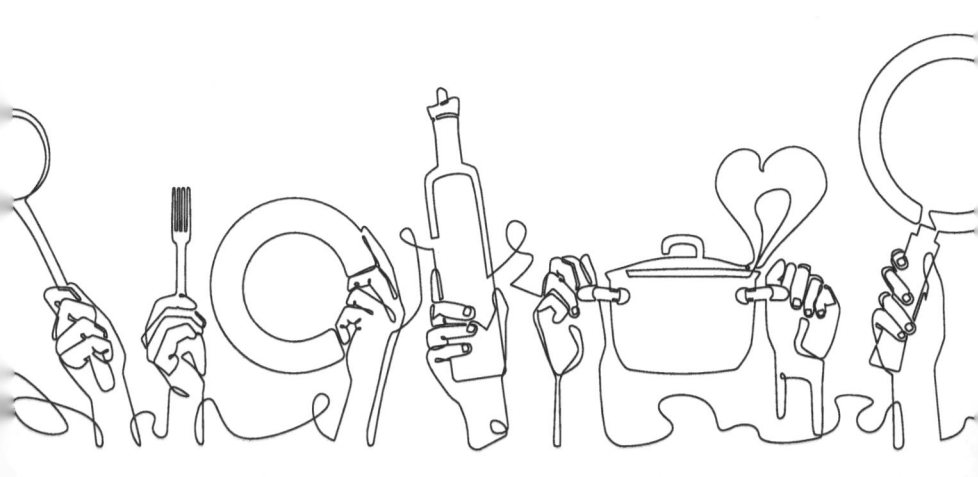

Conteúdos do capítulo:
- A alimentação do homem pré-histórico.
- Como o homem pré-histórico caçava.
- Evolução da alimentação após a descoberta e a domesticação do fogo.
- Boas práticas à mesa.
- Influências da globalização no consumo de alimentos.

Após o estudo deste capítulo, você será capaz de:
1. explicar os primeiros passos da alimentação humana até os dias atuais;
2. descrever a alimentação do homem pré-histórico;
3. reconhecer como o homem pré-histórico usava o fogo e de que modo esse elemento natural impactou a alimentação;
4. portar-se adequadamente à mesa;
5. entender os fatores que interferem no consumo de alimentos ante o mundo globalizado.

5.1 Boas práticas à mesa

Os costumes e as práticas vinculados ao ato de se alimentar passaram por uma notável evolução ao longo das eras, acompanhando as transformações ocorridas nas estruturas sociais, nos valores culturais e nas normas de conduta. Isso porque as maneiras pelas quais os indivíduos se portam à mesa, bem como os instrumentos e as cerimônias associados à refeição, estão profundamente enraizados nos contextos históricos.

Na época medieval, por exemplo, as tradições culinárias se diferenciavam substancialmente entre várias agremiações e sociedades. Enquanto algumas civilizações, como os antigos romanos, focavam no uso de ingredientes frescos e em uma atmosfera calorosa durante as refeições, os grupos conhecidos como *bárbaros* eram, muitas vezes, estigmatizados por seu apetite voraz por carne. Ademais, comportamentos como o ato de deslizar a lâmina da faca entre os dentes e utilizar a toalha para limpar o talher eram tidos como práticas normais e aceitáveis. Ainda, rituais eram realizados a fim de ressaltar as divisões de classe, nos quais os servos da aristocracia eram incumbidos de cortar os alimentos para seus patronos, frequentemente ajoelhando-se para apresentar iguarias aos convidados. Padrões como esses, de certa maneira, persistem até hoje, evidenciando as marcantes discrepâncias tanto entre distintas culturas quanto no âmbito das classes sociais.

Todavia, no decurso dos anos, a forma de nos alimentarmos progrediu não apenas com o intuito de suprir a nutrição, como também de incorporar boas maneiras e indicar distinções sociais. Antigos rituais, como a exposição de animais abatidos em banquetes, gradualmente cederam espaço a práticas mais discretas, relegando a "violência" do ato de consumir carne para os bastidores da cozinha e do açougue. Nesse contexto, guias de comportamento civilizado passaram a sugerir condutas específicas à mesa, o que resultou em um refinamento de utensílios e protocolos que refletiam um processo de aprimoramento de elementos como ordem, método, higiene e sofisticação.

Essa notória transformação pode ser facilmente observada na transição dos modelos de refeições medievais e renascentistas para uma estrutura mais organizada, pautada pela etiqueta. Desse modo, os utensílios e as atitudes adotados à mesa passaram a servir como intermediários entre a natureza básica do consumo e o aspecto cultural da prática. Tais modificações representaram uma crescente preocupação com a limpeza pessoal e impulsionaram uma gradual personalização nas práticas alimentares da população.

Comparativamente, quando voltamos nossos olhos ao período do Brasil Colônia, notamos a precariedade dos utensílios em todas as classes sociais, bem como a habitualidade de refeições serem realizadas com as pessoas sentadas no chão. Os atuais padrões de comportamento à mesa, em contraste, são testemunhas da evolução dos costumes alimentares.

A progressão das tradições à mesa ressalta a relevância da cultura e da história na configuração dos comportamentos alimentares. Contudo, as mutações ao longo dos anos não estão meramente restritas às preferências individuais, na medida em que ecoam influências sociais, econômicas e tecnológicas que moldaram as normas e os valores atrelados à alimentação. Não por acaso, a etiqueta à mesa constitui uma expressão dinâmica das metamorfoses culturais e sociais vivenciadas pela humanidade, refletindo a relevância dos utensílios utilizados durante as refeições.

Além do mais, os utensílios de cozinha são bastante indicativos de como nos alimentamos, assim como das práticas de etiqueta e civilidade associadas à refeição. Nesse sentido, o processo atrelado à evolução desses instrumentos não apenas reflete avanços tecnológicos, mas também alterações culturais e sociais que permeiam a sociedade.

Os talheres, possivelmente, são os objetos de mesa mais facilmente identificáveis e conhecidos. Sob essa ótica, sua evolução simboliza a complexidade das transformações sociais e culturais e reverbera pelas diferentes sociedades históricas. Na Idade Média, por exemplo, os talheres eram raros, e a alimentação era predominantemente realizada utilizando-se as mãos e os dedos como ferramentas primárias. Porém, com o passar dos anos, a adoção de garfos, facas e colheres como ferramentas usuais para comer se tornou mais comum, espelhando a crescente sofisticação das refeições e a interação com diversas influências culturais.

Em distintos momentos da história, os pratos servidos à mesa variaram em conformidade com a cultura e a ocasião específicas. Pratos de diferentes profundidades, dimensões e formas foram empregados para acomodar uma variedade de tipos de alimentos. Nas eras medievais, eram recorrentes o uso de pães ou a oferta de porções generosas de massa para fazer pão branco como base para servir alimentos, sendo que, frequentemente, esses pães também faziam parte da refeição. A passagem dos anos viu surgirem pratos feitos de cerâmica, porcelana e de outros materiais, desenvolvidos para servir e apreciar com maior requinte os alimentos.

Para a ingestão de líquidos, como água, vinho e outras bebidas, foram criados copos e taças. Com o transcorrer das épocas, esses utensílios, de diferentes tipologias, atenderam às particularidades de uma ampla gama de bebidas. Por exemplo, as taças de vinho foram projetadas em formatos específicos para intensificar aromas e sabores únicos.

Além disso, se em eras pretéritas as pessoas se higienizavam com panos ou pequenas toalhas, a integração dos guardanapos colaborou para manter o asseio durante e após as refeições. Esses itens foram progressivamente refinados e, muitas vezes, costumavam ser hábil e criativamente dobrados, a fim de serem ostentados sobre a mesa.

Um exemplo bastante ilustrativo desse contexto diz respeito à categoria de talheres destinados ao consumo de sobremesas, que engloba garfos, facas e colheres especialmente concebidos para esse propósito. Historicamente, tais objetos se caracterizaram por serem menores e mais delicados em comparação com os talheres principais, espelhando a natureza inerentemente mais rebuscada das sobremesas.

Contudo, além dos utensílios básicos de alimentação, também existe uma variedade de objetos exclusivos a determinados alimentos, tais como descascadores de frutas, cortadores de queijo e abridores de lata. A profusão de itens dessa natureza representa vividamente a diversidade de alimentos consumidos, refletindo as muitas práticas culinárias de todo o mundo.

A trajetória evolutiva dos utensílios utilizados à mesa foi intrinsecamente moldada por fatores como os avanços tecnológicos, a disponibilidade de materiais e as mutações nas normas sociais. No cenário contemporâneo, tais utensílios transcenderam sua mera funcionalidade e se transformaram em componentes de expressão cultural e estética. Diante disso, o *design* e a escolha dos objetos corretos são capazes de refletir a personalidade e os valores dos indivíduos, assim como, inclusive, a natureza da ocasião em que a refeição é desfrutada, contribuindo para enriquecer e significar mais ainda a experiência à mesa.

5.2 Transformação na cozinha

Vinculada a profundas transformações no modo como os seres humanos se alimentaram ao longo de vários séculos, a revolução culinária consiste em um fenômeno intrinsecamente interligado à complexa interação entre industrialização e urbanização. A convergência desses dois fatores influenciou de modo determinante a maneira de a sociedade produzir, distribuir, consumir e perceber os alimentos.

Sob essa perspectiva, a Revolução Industrial, vigente entre os séculos XVIII e XIX, proporcionou um rápido alargamento das cidades e promoveu uma nova configuração aos métodos de produção alimentar. A transição de uma economia predominantemente agrícola para uma centrada na manufatura acarretou progressos tecnológicos que efetivamente transformaram a produção de alimentos em larga escala. Nesse sentido, a concepção e a implementação de maquinários, a exemplo de moinhos e prensas, viabilizaram a geração de farinhas, óleos e outros componentes em quantidades anteriormente inimagináveis. O corolário desse desenvolvimento foi a geração de alimentos processados, enlatados e embalados, os quais, por sua vez, tornaram-se passíveis de transporte e estocagem por períodos muito maiores.

Igualmente importante foi o impacto gerado pelo processo de urbanização, que atraiu cada vez mais pessoas para as cidades e contribuiu para aumentar exponencialmente a demanda por alimentos. Para abastecer eficazmente essa crescente multidão, foram criados sistemas de distribuição e transporte responsáveis por facilitar o deslocamento dos alimentos do ambiente rural para o ambiente urbano. Além do mais, a expansão de ferrovias e estradas aprimorou a logística correlacionada a essa distribuição e, com efeito, viabilizou o acesso à população de produtos frescos e perecíveis de boa qualidade que chegavam aos centros urbanos.

No entanto, a ênfase, muitas vezes, atribuída à produção em massa acabou privilegiando a quantidade em detrimento da qualidade, o que culminou na geração de alimentos processados que, embora mais acessíveis, não raro se mostravam insuficientes em termos de saúde e nutrição. Ademais, surgiu a concepção de uma alimentação rápida e conveniente – as redes de *fast food* –, para que as pessoas, após se alimentarem, prontamente retornassem às suas atividades laborais.

A conjunção entre industrialização e urbanização, além de ter influenciado a produção e a distribuição de alimentos, também reverberou nas complexas teias das relações sociais e culturais que circundam a alimentação. Desse modo, a criação de estabelecimentos como restaurantes e cafés foi como uma resposta direta à premente necessidade de alimentar a crescente população urbana que não detinha a vantagem de contar com cozinhas particulares. Vale destacar que essa tendência colaborou para reduzir o tamanho das cozinhas, que, cada vez mais, ocupam espaços menores – inclusive, nas residências, é até mesmo comum que esses cômodos sejam contíguos às salas de estar/jantar.

Esses estabelecimentos pioneiros não apenas introduziram uma nova abordagem às refeições, caracterizada pela padronização e por um serviço formalizado, como também moldaram as práticas alimentares e as normas de conduta à mesa. Nesse sentido, o advento da industrialização proporcionou notáveis vantagens, tais como a oferta contínua de alimentos ao longo de todo o ano, a atenuação da fome em muitas regiões e a democratização do acesso aos alimentos.

No entanto, essa mesma revolução apresentou desafios concomitantes no tocante à qualidade nutricional, à segurança alimentar e aos impactos no meio ambiente. Em um efeito contínuo, tais mudanças se mantêm firmes em relação a delinearem nossos hábitos alimentares e a forma como nos relacionamos com a alimentação, lançando luz à intricada relação entre o progresso tecnológico, o processo de urbanização e a conexão que temos com a comida.

Para além das alterações no ciclo produtivo e na distribuição dos alimentos, a confluência da industrialização e da urbanização ainda se fez notar nas complexas interações sociais e culturais associadas à alimentação. A urbanização acelerou o ritmo de vida, engendrando uma crescente demanda por opções alimentares práticas e prontas para o consumo imediato. O novo panorama viu nascer, assim, o conceito de *fast food* e, em paralelo, o surgimento generalizado de produtos embalados que pudessem ser consumidos nos breves intervalos entre as atividades cotidianas.

Ademais, o estabelecimento de um grande número de restaurantes, cafés e lanchonetes nas áreas urbanas reformulou substancialmente o compartilhamento de refeições. Em outros tempos, elas tipicamente representavam acontecimentos de natureza familiar levados a cabo no seio do lar. Entretanto, a progressão da urbanização e o ritmo acelerado da vida moderna fomentaram uma multiplicação das refeições consumidas fora de casa. Esse fenômeno não somente impactou a estrutura das dinâmicas familiares, como também imprimiu uma marca indelével no modo como as interações sociais ocorrem durante as refeições. Assim, o mero ato de se alimentar fora de casa passou a ser um veículo de sociabilização, bem como uma plataforma de interações informais de caráter social e empresarial.

Ainda, como recém-informado, a industrialização também contribuiu enormemente para transformar os padrões alimentares. A produção em massa de alimentos acarretou a disponibilidade anual de produtos que anteriormente eram raros ou sazonais. Todavia, essa constante disponibilidade, com frequência, levou à perda da conexão entre a sazonalidade dos alimentos e seu consumo. Da mesma forma, o foco na produção eficiente e no transporte para longas distâncias também favoreceu a redução da diversidade de alimentos consumidos, colaborando para a comercialização de ingredientes com maior vida útil, bem como para a padronização de sabores.

5.3 Padronização e globalização

O século XIX registrou um rápido crescimento demográfico impulsionado por uma série de fatores, tais como a redução da idade média para o casamento, o aumento do número de indivíduos assalariados e a diminuição das taxas de mortalidade em todas as faixas etárias. Essa transformação foi fundamentalmente influenciada por avanços significativos na área da medicina, assim como por melhorias substanciais nos hábitos alimentares e pelo declínio dos ciclos de crises de escassez de alimentos.

Esse contexto abriu caminho para o fenômeno da globalização de certos alimentos, um processo diretamente associado à busca pela uniformização e consistência em termos de sabor, aparência e embalagem dos produtos alimentares. O movimento em questão ganhou notoriedade durante a Revolução Industrial, quando técnicas de produção em larga escala e de processamento de alimentos foram concebidas, resultando na disponibilidade mundial de produtos alimentares uniformizados, independentemente das variações sazonais ou regionais. Em suma, produtos que outrora foram considerados sazonais, atualmente podem ser desfrutados ao longo de todo o ano. Além disso, a padronização também viabilizou a formulação de marcas e produtos facilmente identificáveis, simplificando o processo de comercialização em larga proporção.

Por sua vez, a globalização – fenômeno de vastas proporções – conduz a interconexão entre diversas culturas, economias e sociedades por meio da troca de bens, informações, tecnologias e ideias. No âmbito da alimentação, essa realidade revela certas vantagens, uma vez que acarreta uma diversificação substancial nas dietas das pessoas, proporcionando-lhes a oportunidade de explorar ingredientes e receitas provenientes de diversas partes do mundo e incorporá-los a seus hábitos alimentares. Ademais, a globalização enriquece o panorama culinário, na medida em que contribuiu para a proliferação de estabelecimentos de culinária étnica tanto a nível global quanto regional. Além do mais, o fenômeno em tela fomentou o estímulo à criatividade gastronômica e, com efeito, promoveu a criação de receitas que amalgamam ingredientes de distintas localidades e a elaboração de novos pratos e sabores.

Portanto, a interação entre a padronização e a globalização acarretou uma sorte de efeitos à cultura culinária e aos hábitos alimentares, devido à possibilidade de que alimentos e receitas locais e tradicionais sejam produzidos em um formato padronizado e em série. Contudo, não raro, esse processo leva à diminuição da qualidade nutricional, pois a produção precisa ser otimizada em termos de custos, o que costuma ocorrer em detrimento da qualidade final no que se refere tanto ao sabor quanto ao valor nutricional.

Considerando o exposto, podemos perceber que a globalização no âmbito da alimentação exerceu (e segue exercendo) um expressivo impacto no sistema alimentar global em sua totalidade. A busca por alimentos exóticos ou provenientes de regiões específicas, em certos casos, pode acarretar a exploração indiscriminada de recursos naturais e a adoção de práticas insustentáveis de produção. Além disso, a crescente dependência das complexas cadeias globais de abastecimento também expõe a vulnerabilidade dos sistemas alimentares a choques externos, tais como crises de natureza climática ou sanitária. Situações dessa natureza demandam análises mais atentas e um equilíbrio cauteloso entre a busca pela diversidade culinária e as concepções vinculadas à sustentabilidade.

5.3.1 Utensílios e equipamentos

Ao contemplarmos as transformações no âmbito da alimentação humana, inevitavelmente somos impelidos a retomar o evento referente à domesticação do fogo. Embora, por vezes, não reflitamos sobre sua real magnitude, é notável que muitos dos equipamentos e utensílios que hoje utilizamos foram concebidos com o primordial propósito de reproduzir os efeitos do fogo – para alterar tanto o sabor dos alimentos quanto sua composição. Em outras palavras, uma verdadeira multiplicidade de dispositivos empregados pelo homem ocasionaram mudanças substanciais ao contexto da alimentação.

Em uma trajetória similar à do fogo, os fogões também seguiram um processo evolutivo, desde os primeiros modelos a gás até os modernos fogões elétricos. Inicialmente, o fogão a lenha contava com uma chapa de ferro fundido sobre a qual os alimentos eram preparados. No decurso dos anos, com o aprimoramento dessa estrutura, surgiu o fogão a gás, completamente confeccionado em ferro fundido, permitindo uma sensível melhoria no controle do calor. Tal criação remonta a 1826, quando James Sharp projetou o primeiro exemplar comercializável; contudo, em seu estágio inicial, o equipamento foi mais utilizado para aquecer os alimentos do que para auxiliar nas preparações culinárias. Foi somente no começo do século XX que ele gradativamente passou a ser incorporado às cozinhas domésticas.

Na década de 1920, um processo de aprimoramento de *design* foi realizado nos fogões, que passaram a contar com múltiplos queimadores e fornos de maior dimensão, dotados de regulagem de temperatura. Assim, ao longo dos anos de 1930, a presença desses equipamentos se tornou comum nas cozinhas urbanas. Contudo, foi apenas depois da Segunda Guerra Mundial que o mercado de fogões teve um impulso significativo. Nesse período, eles já eram comercializados em uma ampla diversidade de estilos e tamanhos, além de terem recebido a inclusão de painéis de acendimento automático que favoreceram sua eficiência e segurança. No contexto atual, encontramos uma variedade de modelos que abrangem inúmeras opções para além do gás. Além do mais, a narrativa em torno dos fornos seguiu uma trajetória bastante similar, uma vez que seu desenvolvimento proporcionou maior controle no processo de cozimento e abriu caminho para a expansão de técnicas culinárias voltadas para alimentos assados.

Outros equipamentos considerados indispensáveis nas cozinhas modernas são as geladeiras e os *freezers*, ambos fundamentados no princípio de resfriamento. Antes da invenção das geladeiras, os métodos de conservação alimentar envolviam técnicas como salga, secagem e fermentação, e a refrigeração de alimentos, restrita a contextos de menor escala, era realizada em poços de gelo ou câmaras subterrâneas e não tinha sido estendida ao ambiente doméstico.

Um dos primeiros protótipos de geladeira foi a *icebox* ("caixa de gelo", em tradução livre), compartimento reservado para armazenar blocos de gelo vendidos por empresas especializadas na produção desse recurso. Até que, em 1913, Fred Wolf desenvolveu a primeira geladeira elétrica, embora sua produção em série tenha sido inaugurada somente em 1918, pela empresa Kelvinator. Todavia, nesse período, o custo para adquirir esse eletrodoméstico era relativamente substancial, dificultando seu acesso por todos os estratos sociais.

Na década de 1920, a classe média dos Estados Unidos começou a adquirir geladeiras. No entanto, o impulso significativo de sua comercialização ocorreu após a Segunda Guerra Mundial, quando, sobretudo devido à redução de custos, as vendas do produto explodiram. A introdução da geladeira representou uma autêntica revolução nas cozinhas, já que ela aumentou consideravelmente a vida útil dos alimentos e a capacidade de armazená-los. Assim, os consumidores passaram a comprar maiores volumes de alimentos para serem estocados, o que também lhes permitiu planejar suas refeições de maneira mais eficiente e, com efeito, reduzir o desperdício alimentar. A respeito do exposto, o mesmo princípio subjacente à conservação de alimentos foi incorporado na concepção do primeiro *freezer*.

Na metade do século XIX, o inventor francês Charles Tellier criou o primeiro sistema de refrigeração por compressão de amônia – marco crucial no desenvolvimento da tecnologia de resfriamento. Nos primórdios do século XX, surgiram os primeiros refrigeradores elétricos para uso doméstico, embora não contassem com compartimentos de congelamento autônomos tal como nos *freezers* modernos. Foi somente durante a década de 1940 que os primeiros refrigeradores domésticos com espaços independentes de congelamento foram introduzidos no mercado, como resultado direto da demanda por tecnologias de refrigeração, que catalisou a pesquisa e o desenvolvimento nesse campo.

No decorrer das décadas de 1950 e 1960, os fabricantes deram início à produção de refrigeradores que contemplavam congeladores mais generosos em termos de espaço, oportunizando às famílias o armazenamento de mais alimentos passíveis de congelamento. A partir da década de 1960, os *freezers* independentes, também conhecidos como *congeladores*, entraram em cena, cujos compartimentos suplementares destinados ao armazenamento de alimentos congelados simbolizaram uma solução mais flexível aos consumidores.

Outro eletrodoméstico que se estabeleceu como peça-chave nas cozinhas modernas é o forno de micro-ondas. A gênese do desenvolvimento desse eletrodoméstico remonta à década de 1940, mais precisamente aos anos vigentes da Segunda Guerra Mundial, quando as aplicações militares associadas ao uso de radares estavam sendo exploradas.

Em 1945, Percy Spencer, engenheiro da Raytheon Corporation, fez uma descoberta casual: uma barra de chocolate em seu bolso derreteu devido à proximidade com um equipamento de radar em funcionamento.

Em virtude desse intrigante evento, Spencer conduziu uma série de experimentos adicionais, cujos resultados levaram-no a percebeu que as micro-ondas emitidas pelo radar eram capazes de aquecer alimentos rapidamente. A visionária intuição do engenheiro da Raytheon Corporation culminou na atual conceção desse eletrodoméstico.

O primeiro forno de micro-ondas para uso comercial foi lançado em 1947. No entanto, inicialmente, suas dimensões eram consideráveis, e o preço era exorbitante, o que, sobretudo, restringia sua utilização em aplicações industriais e empresariais, como restaurantes e lanchonetes. No entanto, ao longo das décadas de 1950 e 1960, cientistas e engenheiros aprimoraram a tecnologia subjacente a esse equipamento, conferindo-lhe um perfil mais compacto, acessível e adequado para o ambiente doméstico.

Já nos anos de 1970, os fornos de micro-ondas começaram a se fazer presentes nas cozinhas residenciais. A praticidade de aquecer alimentos em questão de minutos revolucionou a maneira pela qual as pessoas preparavam e consumiam suas refeições. Consequentemente, a posterior ascensão de produtos congelados prontos para consumo e formulados especialmente para o aquecimento em micro-ondas, amplificou mais ainda a popularidade e a adoção desses aparelhos.

Devido ao contínuo progresso tecnológico, os fornos de micro-ondas foram aprimorados com um abrangente leque de recursos suplementares, desde controles de potência ajustáveis e temporizadores a opções de descongelamento e configurações pré-programadas para distintos tipos de alimentos. Nesse panorama contemporâneo, esses eletrodomésticos passaram a ser fundamentais nas cozinhas modernas, na medida em que proporcionam maior praticidade e eficiência ao processo de aquecimento e preparo dos alimentos.

A trajetória dos fornos de micro-ondas constitui um eloquente exemplo de como uma descoberta fortuita pode se metamorfosear em uma inovação de amplitude revolucionária, alterando profundamente a relação que mantemos com a comida. A sinergia entre a curiosidade científica, a engenhosidade humana e a adaptação às demandas contemporâneas resultou na criação desses componentes imprescindíveis em nossa rotina culinária diária.

Por derradeiro, a contemporaneidade também foi palco para o surgimento dos utensílios descartáveis, os quais contribuíram enormemente para remodelar a paisagem gastronômica e os atuais hábitos alimentares. Eles emergiram como uma resposta resiliente às modernas exigências de conveniência e mobilidade, bem como à dinâmica de vida acelerada que caracteriza nossa sociedade. Nessa perspectiva, a saga das embalagens descartáveis está intrinsecamente associada à evolução da indústria alimentícia e à aspiração de simplificar o consumo de alimentos fora de casa, em consonância com os imperativos do cotidiano de hoje.

Os primórdios das embalagens descartáveis datam do início do século XX, coincidindo com a popularização de materiais como papelão, alumínio e plásticos. Nesse sentido, elas se materializaram como soluções práticas e versáteis para armazenar, transportar e consumir alimentos sem a necessidade dos tradicionais utensílios de cozinha. Em um primeiro momento, as embalagens descartáveis se estabeleceram como recursos valiosos em contextos referentes à "comida de rua", bem como à acomodação e ao transporte de alimentos em carrinhos de supermercado e feiras, atendendo às necessidades associadas à comercialização em espaços públicos.

Porém, com o passar dos anos, a demanda por conveniência e praticidade cresceu substancialmente. A ascensão das redes de *fast food* e o aumento nas vendas de alimentos prontos para consumo fora de casa impulsionaram mais ainda a popularidade das embalagens descartáveis. Dessa forma, recipientes de isopor, caixas de papelão e bandejas de plástico se tornaram o padrão para refeições rápidas.

Com base nesse novo panorama, a indústria de alimentos percebeu o potencial das embalagens descartáveis não apenas como recipientes práticos, mas também como uma oportunidade mercadológica de agregar valor ao *branding*. Assim, as embalagens personalizadas e projetadas para serem atraentes favorecem a criação de uma identidade visual para restaurantes e marcas de alimentos, além de melhorarem a experiência do consumidor.

Além do mais, essas embalagens também passaram por um processo evolutivo com o objetivo de cumprir com as obrigações ambientais. Nesse cenário, o aumento da conscientização sobre a poluição causada pelo descarte inadequado de embalagens abriu caminho para a confecção de materiais mais sustentáveis e recicláveis. Desse modo, opções biodegradáveis, produzidas a partir de materiais renováveis, começaram a ganhar espaço no mercado como alternativas mais ecológicas. Todavia, há uma grande preocupação ambiental concernente às embalagens descartáveis, devido à significativa quantidade de resíduos geradas por elas. Portanto, é importante ter em mente que a dependência dessas embalagens pode favorecer a ocorrência de eventos adversos, como a poluição, principalmente quando não são descartadas adequadamente ou destinadas à reciclagem.

Concluindo, podemos perceber que a história das embalagens descartáveis corresponde a um reflexo da evolução dos hábitos alimentares e da cultura de consumo ao longo dos anos. Em outras palavras, elas simbolizam a busca por conveniência, mobilidade e eficiência, mas, paralelamente, levantam questões associadas à sustentabilidade e aos impactos ambientais.

De todo modo, as embalagens descartáveis continuam essenciais em nossas vidas cotidianas e, por isso, o equilíbrio entre praticidade e responsabilidade ambiental consiste em um grande desafio para a sociedade moderna.

5.3.2 *Fast food*

Em relação à discussão acerca da globalização e da padronização na esfera alimentar, um exemplar paradigmático emerge das redes de estabelecimentos de *fast food*. Não obstante tal conotação terminológica ter sido cunhada em anos subsequentes, o fenômeno da gastronomia de rápida consumação já se insinuava nas décadas após a Primeira Guerra Mundial, manifestando-se com maior abrangência no alvorecer do século XX. Essa metamorfose alimentar pode ser atribuída a uma intricada conjuntura de fatores de ordem social, econômica e tecnológica que convergiram harmonicamente.

Um dos primeiros embriões desse novo panorama alimentar, sedimentado no decurso das décadas de 1910 e 1920, cristalizou-se sob a forma de um sistema automatizado de venda de comestíveis pré-preparados, a saber: sanduíches e bolos. Esse inovador sistema, pautado na inserção de moedas em *vending machines*, conferia aos consumidores o pronto acesso aos manjares desejados, retirando de cena o fator interação humana.

Por meio dessa interface mecanizada, delineou-se uma dimensão desprovida de contatos interpessoais. De todo modo, cumpre-nos ressaltar que as preparações associadas ao novo contexto tinham a vantagem da portabilidade, ou seja, proporcionavam o consumo itinerante e, com efeito, prescindiam da ritualização societária inerente às refeições convencionais. Ademais, as propriedades intrínsecas de tais produtos facilitavam seu consumo sem o recurso a talheres, ou seja, a alimentação poderia ser feita com o uso das próprias mãos, corroborando com a prontidão das atividades em trânsito.

Esse cenário abriu terreno para uma alteração paradigmática no modo como as pessoas encaram os alimentos e interagem com eles, influenciada por dinâmicas sociais, pela economia crescentemente globalizada e pela evolução tecnológica. Nesse sentido, a implantação de sistemas automatizados de concessão de alimentos inaugurou uma nova era na gastronomia que transcendeu a mera suspensão da fome, instaurando um modelo de alimentação adaptado às demandas contemporâneas e à mobilidade inerente à vida moderna.

O primeiro estabelecimento de *fast food* surgiu em 1916. Na época, em Wichita, localidade situada no Kansas, nos Estados Unidos, o cozinheiro Walter Anderson tinha elaborado um sistema para vender hambúrgueres com fritas e refrigerante de maneira rápida, em que o hambúrguer, em formato quadrado, entremeava duas fatias de pão, como mostra a Figura 5.1. Com o sucesso de seu empreendimento, Anderson fundou mais três restaurantes em Wichita, até que, em 1921, formou sociedade com Billy Ingram e criaram a White Castle.

Figura 5.1 – Hambúrguer da empresa White Castle

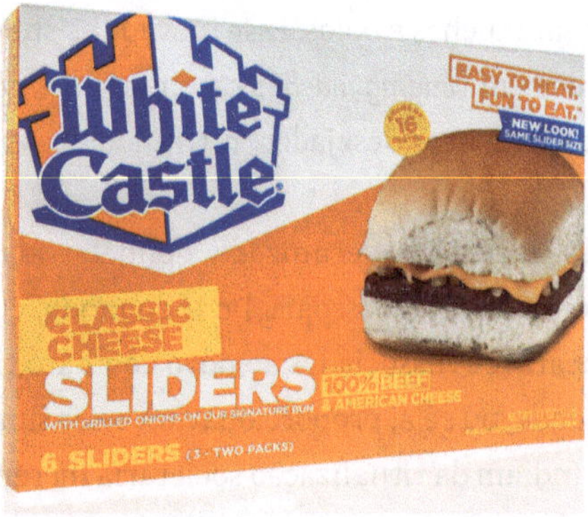

No final da década de 1920, a rede já tinha se instalado em 12 cidades dos Estados Unidos. Em 1933, Anderson vendeu sua parte do negócio ao sócio, que rapidamente o expandiu. Atualmente, White Castle conta com 377 franquias espalhadas por 13 estados dos Estados Unidos.

Dando sequência ao conteúdo, não podemos nos esquecer de mencionar as empresas que distribuem alimentos prontos – também considerados como *fast food*. No ano de 1929, ocorreu a fundação da Tesco, uma rede de hipermercados responsáveis pela distribuição, principalmente, de alimentos prontos para consumo. Um ano depois, como resultado da fusão de duas empresas, Unie e Lever, surgiu a Unilever, que se destacou na venda de produtos e refeições congelados, sendo até hoje uma das marcas mais famosas do segmento.

Por sua vez, a história do McDonald's, a rede de comida *fast food* mais difundida em todo o mundo, teve início em 1937, na Califórnia, quando os irmãos Maurice e Richard McDonald abriram o The Airdrome, restaurante que servia cachorros-quentes e hambúrgueres por dez centavos de dólar. Em 1940, eles transferiram o estabelecimento para o emergente subúrbio de San Bernardino, em Los Angeles, e alteraram seu nome para McDonald's Barbecue. Os consumidores eram atendidos em um *drive-thru* por garçonetes em patins, as quais levavam os pedidos até eles.

O grande diferencial desse modelo de atendimento era a economia de tempo, pois, como uma parte da cozinha trabalhava em linha de produção, os consumidores recebiam seus pedidos em poucos minutos. Esse sistema se mostrou tão vantajoso que, desde então, passou por diversos processos de aperfeiçoamento.

No entanto, foi o empresário Ray Kroc que viu o potencial de expansão desse conceito. Em 1961, ele comprou os direitos da marca com os irmãos McDonald e rapidamente transformou a rede em uma franquia global, estabelecendo o modelo de negócios que definiria o *fast food* moderno, calcado nos seguintes princípios: padronização dos alimentos, eficiência operacional e criação de uma forte identidade de marca.

Com efeito, o sucesso da empreitada de Kroc inspirou o surgimento de diversas outras redes e franquias de restaurantes operando em um modelo semelhante. Nos anos subsequentes à expansão do McDonald's, outras marcas, como Burger King, Taco Bell, KFC e Subway, entraram no mercado com suas próprias abordagens para refeições rápidas e convenientes.

Graças à globalização, as redes de *fast food* se expandiram por todo o mundo. Entretanto, para isso, precisaram ser adaptadas às preferências locais e culturais. Dessa maneira, muitas franquias passaram a oferecer itens exclusivos aos consumidores. Por exemplo, na Índia, o McDonald's comercializa hambúrgueres de frango para atender às preferências alimentares de uma população majoritariamente não consumidora de carne bovina.

Adaptações como essa também deram origem a debates sobre autenticidade e apropriação cultural. Em outras palavras, a combinação entre os elementos ocidentais empregados no modelo *fast food* e os aspectos regionais de cada localidade fomentou discussões que visam avaliar em que medida tais produtos são adequados às diversas tradições alimentares existentes e, ainda, se contribuem ou não para a homogeneização da comida em todo o mundo.

Além disso, a cultura do *fast food* influenciou os hábitos alimentares e as escolhas dos consumidores. A natureza conveniente e rápida dessas refeições se encaixa perfeitamente nas vidas agitadas das pessoas modernas, o que levou muitos a adotar uma dieta mais baseada em alimentos processados e ricos em calorias. Isso, por sua vez, contribuiu para o aumento da obesidade e outras questões de saúde relacionadas à alimentação.

Embora as redes de *fast food* tenham enfrentado críticas e desafios, elas continuam proeminentes na cultura alimentar contemporânea. Para atenderem às demandas dos consumidores, elas frequentemente atualizam seus cardápios com opções mais saudáveis, sustentáveis e diversificadas. Os restaurantes *fast food* se transformaram em símbolos culturais que transcendem fronteiras nacionais, na medida em que constituem pontos de encontro para pessoas de diferentes origens, além de oferecerem uma experiência compartilhada em todo o mundo.

A história das redes de *fast food* ilustra a complexa interseção entre a indústria alimentar, a globalização, a cultura popular e as preferências do consumidor. Mas se, por um lado, o modelo de refeições rápidas e padronizadas trouxe comodidades e familiaridades para muitos, por outro, também fomentou discussões sobre seu impacto na saúde, na cultura e na sociedade.

O modelo de refeições *fast food* continuará a evoluir de acordo com as necessidades e expectativas dos consumidores e, para todos os efeitos, seu legado como fenômeno icônico da era moderna é inegável.

5.4 A alimentação no futuro

Para finalizarmos este capítulo, cremos ser necessário refletir a respeito do cenário da alimentação para o futuro. Embora seja difícil fazer previsões, temos condições de definir alguns aspectos capazes de nos fornecerem alguns *insights*. As previsões indicam que, para o ano de 2050, será preciso alimentar 9 bilhões de pessoas (Hun, 2024). Mas, como faremos isso?

Sem dúvidas, um aspecto essencial a ser levado em consideração nesse contexto diz respeito à tecnologia de produção de alimentos, capaz de revolucionar a forma como cultivamos, colhemos, processamos e distribuímos recursos alimentares em todo o mundo. Com efeito, os impactos dessas possibilidades não apenas influenciam a indústria alimentícia, como, principalmente, moldam as futuras perspectivas acerca da segurança alimentar, da sustentabilidade e da saúde em todo o mundo.

Sob essa perspectiva, na busca por alimentar uma população em constante crescimento, a agricultura de precisão se destaca como solução fundamental. A utilização de sensores, *drones*, satélites e análise de dados proporciona maior eficiência para que os agricultores façam o devido monitoramento de aspectos como condições climáticas, umidade do solo, crescimento de culturas e, até mesmo, a saúde dos animais. Como resultado, são empregadas práticas agrícolas otimizadas que contribuem para minimizar o desperdício de recursos como água e fertilizantes, aumentando a produtividade.

A biotecnologia e a engenharia genética também despontam como cruciais na produção de alimentos do futuro. Nesse sentido, culturas geneticamente modificadas podem ser projetadas para serem mais resistentes a pragas e doenças, o que reduz a necessidade de recorrer ao uso de pesticidas e agroquímicos. Além disso, a biofortificação pode ser empregada para elevar o conteúdo de nutrientes essenciais em culturas básicas, como arroz e trigo, colaborando no combate à desnutrição em regiões nas quais esses alimentos são predominantes.

Ainda, a produção de alimentos em laboratório (por exemplo, de carne) tem o potencial de revolucionar a indústria pecuária tradicional. Isso não apenas tem a possibilidade de reduzir os impactos ambientais associados à criação de animais para consumo, como também de eliminar questões éticas e preocupações com o bem-estar animal. Ademais, a produção em laboratório pode ser mais eficiente em termos de recursos, na medida em que demanda menos terra, água e alimentos para criar proteínas comparadas às obtidas pela pecuária convencional.

A tecnologia também assegura maior precisão em relação à rastreabilidade dos alimentos, o que se revela especialmente importante quando consideramos aspectos de segurança alimentar, como surtos de doenças transmitidas por alimentos. A tecnologia *blockchain*, por exemplo, é capaz de rastrear cada etapa do processo de produção e distribuição, proporcionando maior transparência e confiança aos consumidores.

Em que pesem todas essas soluções, alguns desafios certamente despontarão perante a adoção generalizada de tais tecnologias. Em outras palavras, questões regulatórias, preocupações referentes à segurança, assim como a aceitação pública e o crescimento das desigualdades globais, poderão impactar a implementação dessas inovações.

Além do mais, é certo que cada vez mais teremos de desenvolver e fazer uso de alimentos alternativos que sejam eficientes em relação à utilização de recursos naturais e que respeitem as necessidades nutricionais. Nesse sentido, as proteínas alternativas têm despontado entre produtores e consumidores cientes desse cenário.

A noção dos impactos ambientais causados pela pecuária intensiva tem impulsionado a produção de proteínas vegetais, como as extraídas de leguminosas, soja, ervilhas e lentilhas, as quais se destacam por serem ricas em nutrientes e proteínas, ao mesmo tempo em que seus impactos ao meio ambiente são muito menores. Além disso, a carne cultivada em laboratório – conhecida como *carne celular* – promete ser uma alternativa sustentável à carne convencional, reduzindo significativamente as emissões dos gases de efeito estufa associadas à produção pecuarista.

Ainda, atualmente, em alguns países orientais, já existe a prática (inusitada para nossa cultura) de ingerir insetos comestíveis, uma vez que eles são ricos em proteínas, vitaminas e minerais, bem como altamente eficientes em termos de recursos. Por isso, a criação de insetos para consumo humano também tem sido explorada como alternativa sustentável à carne convencional.

Isso também se aplica ao cultivo de algas e determinados microrganismos. As algas são fontes promissoras de nutrientes e, adicionalmente, são bastante sustentáveis em relação ao uso de água e terra. Por sua vez, micro-organismos como leveduras e fungos são aplicados na produção de alternativas à utilização de leite e ovos, contribuindo para uma dieta mais diversificada e que, além disso, gera menos impactos ambientais.

A tecnologia de impressão 3D, inicialmente desenvolvida para criar objetos tridimensionais, também já passou a ser empregada na indústria alimentícia, revolucionando a forma como pensamos, preparamos e consumimos nossas refeições. A impressão 3D de alimentos é uma inovação disruptiva que combina arte, ciência e culinária, possuindo um potencial intrigante para transformar a indústria de alimentos em todos os aspectos, desde o *design* e da personalização de refeições até a nutrição e a sustentabilidade.

A tecnologia envolvida nesse processo é capaz de imprimir, camada por camada, ingredientes comestíveis para criar formas tridimensionais, desde pastas de alimentos, como massas e purês, até substâncias mais complexas, como proteínas vegetais ou, ainda, ingredientes à base de algas e insetos. A precisão das impressões permite criar texturas, formas e *designs* personalizados que seriam difíceis de obter por métodos tradicionais de culinária.

Uma das maiores vantagens referentes à impressão 3D de alimentos diz respeito à possibilidade de personalizar as refeições de acordo com preferências e necessidades individuais. Isso é especialmente valioso para pessoas que apresentam restrições dietéticas, alergias ou demandas nutricionais específicas. Nessa ótica, a tecnologia proporciona a *chefs* e consumidores experimentarem diferentes combinações de ingredientes, texturas e sabores, abrindo um mundo de possibilidades criativas.

Além da personalização, a impressão 3D de alimentos também oferece oportunidades de melhorar a nutrição e a sustentabilidade. Dessa maneira, ingredientes podem ser formulados a fim de atender a perfis nutricionais específicos, ou seja, considerando, entre outros aspectos, fatores como teor de proteínas, fibras e vitaminas. Ademais, a tecnologia pode contribuir para reduzir o desperdício de alimentos, uma vez que promove o uso eficiente de ingredientes e a produção de porções exatas.

Embora esse cenário nos pareça um tanto inusitado, com o passar dos anos e, com efeito, o crescimento populacional, a impressão 3D de alimentos certamente emergirá como uma entre tantas alternativas para a alimentação. No entanto, sabemos que uma série de questões éticas serão apontadas por diferentes atores da sociedade.

Considerando o exposto, podemos concluir que, infelizmente, estamos caminhando para uma descaracterização relacionada aos alimentos, ou seja, estamos perdendo nossa identidade alimentar. Todavia, não nos resta outro caminho como humanidade, para que possamos atender ao maior número possível de pessoas em todo o mundo. A esse respeito, é fundamental termos consciência de que essas alternativas não podem fazer com que nos alimentemos cada vez com mais pressa e, muito pior, sempre sozinhos. A alimentação, como exploramos ao longo deste livro, precisa ser celebrada, comemorada e socializada.

Para saber mais

OLIVER, J. **Revolução na cozinha.** Rio de Janeiro: Globo Estilo, 2009.

Recomendamos a leitura do livro *Revolução na cozinha*, escrito pelo *chef* Jamie Oliver. A "revolução" proposta pelo autor consiste em uma iniciativa alimentar que visa conscientizar as pessoas que acreditam não ter habilidades culinárias. Dessa forma, a obra traz importantes reflexões sobre o ato de cozinhar e explora os diálogos que podem ser estabelecidos entre a história da alimentação e a atual cultura alimentar de diferentes povos.

Síntese

Neste capítulo, abordamos a complexa interligação entre globalização, padronização e transformações no cenário alimentar. A esse respeito, observamos que a oferta de refeições rápidas e uniformes promovida pelas redes de *fast food* – ícones proeminentes dessa dinâmica – ultrapassou barreiras culturais e, ao mesmo tempo, contribuiu para moldar hábitos alimentares e preferências de consumo. Nesse contexto, a automação e a tecnologia desempenharam papéis cruciais, permitindo a produção em larga escala e a distribuição eficiente de alimentos padronizados. Contudo, explicamos que essa busca pela padronização e a disseminação global apresentam ramificações que abrangem desde a uniformização de gostos até impactos na saúde pública e no meio ambiente.

Ademais, explicamos como a culinária rápida e padronizada remodelou a interação humana com a alimentação, evidenciando uma intrincada teia de conexões entre as transformações no campo da comida, os avanços tecnológicos e as influências culturais subjacentes.

Questões para revisão

1. Como as redes de *fast food* exemplificam a interseção entre a globalização, a padronização e as transformações na esfera alimentar?

2. Quais são as implicações da globalização e da padronização alimentar, exemplificadas pelas redes de *fast food*, na saúde pública e no meio ambiente?
3. Qual é o principal papel da automação e da tecnologia nas redes de *fast food*?
   a) Melhorar a decoração dos restaurantes.
   b) Reduzir o preço dos alimentos.
   c) Facilitar a produção em série e a distribuição eficiente.
   d) Aumentar a complexidade dos cardápios.
   e) Promover refeições caseiras.
4. Assinale a alternativa que traz uma implicação da globalização e da padronização na esfera alimentar:
   a) Aumento da diversidade cultural.
   b) Maior valorização de alimentos orgânicos.
   c) Homogeneização de sabores e hábitos alimentares.
   d) Redução do consumo de *fast food*.
   e) Promoção de práticas tradicionais de cozinha.
5. De que modo as redes de *fast food* influenciaram as interações humanas com a comida?
   a) Elas eliminaram completamente a interação humana.
   b) Elas promoveram um aumento no consumo de alimentos caseiros.
   c) Elas enfatizaram a importância das refeições demoradas.
   d) Elas remodelaram a interação humana com a comida por meio da conveniência e da rapidez.
   e) Elas desencorajaram o consumo de alimentos industrializados.

Questões para reflexão

1. De acordo com o conteúdo deste capítulo, você acredita que as transformações na esfera alimentar, além de impactarem nossos hábitos

alimentares, também influenciam nossa identidade cultural e a relação que temos com a comida?

2. Leia o parágrafo que segue:

> Um exemplo emblemático que ilustra o fenômeno da globalização e da padronização na esfera alimentar diz respeito ao caso das franquias de *fast food*, notadamente a cadeia McDonald's. Fundada nos Estados Unidos, em 1940, a McDonald's Corporation foi pioneira na disseminação do conceito de refeições rápidas e padronizadas em escala global. O modelo de negócio da organização se baseou na simplificação e na eficiência da produção: os alimentos eram preparados de forma predeterminada, isto é, seguindo processos precisos para garantir a uniformidade em cada unidade da rede, independentemente da região no mundo. Esse grau de padronização permitiu que os mesmos hambúrgueres, batatas fritas e refrigerantes fossem servidos com consistência e reconhecimento em diferentes países e culturas. A globalização da McDonald's e de outras cadeias de *fast food* também acarretou, como consequência, uma homogeneização das preferências alimentares, influenciando os hábitos de consumo das pessoas e contribuindo para a difusão de uma cultura alimentar mais uniforme e globalizada.

Com base no texto lido, assista ao filme *Fome de poder*, dirigido por John Lee Hancock, e elabore uma síntese da história da rede de *fast food* McDonald's.

FOME de poder. Direção: John Lee Hancock. EUA: Weinstein Company, 2016. 115 min.

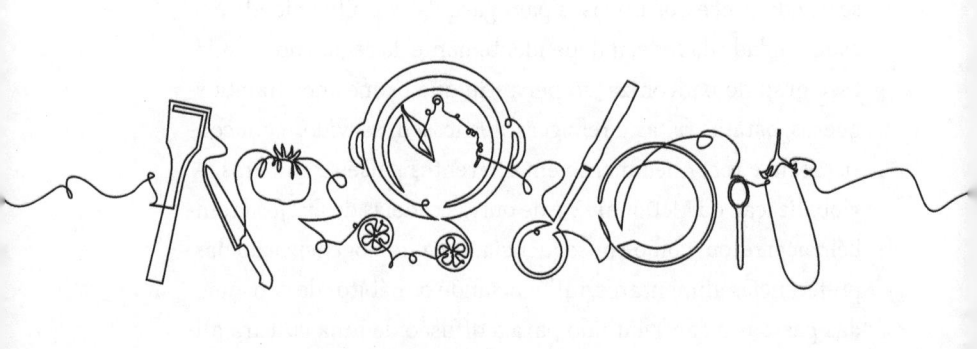

Considerações finais

Ao longo desta cativante jornada pela história da alimentação, foi impossível não nos deixarmos envolver pela profunda significância que a comida assumiu no decurso dos séculos. Afinal, somos testemunhas da evolução dos nossos hábitos alimentares, os quais começaram a ser construídos ainda nos primórdios da humanidade, bem como da maneira pela qual eles foram moldados por meio de uma complexa interseção de fatores culturais, sociais, econômicos e científicos.

Compreendemos plenamente como a descoberta do fogo e a maestria na caça representaram marcos cruciais para a sobrevivência e o desenvolvimento da humanidade, pavimentando o caminho para a metamorfose dos alimentos brutos em refeições nutricionalmente ricas e palatalmente refinadas. A busca incessante por especiarias exóticas levou à geração de rotas comerciais que enriqueceram nossa culinária e conectaram culturas distantes de todo o mundo.

Também abordamos os banquetes faustosos e suntuosos promovidos nos salões luxuosos das cortes reais e da aristocracia, nos quais pratos sofisticados e ingredientes raros se converteram em símbolos de prestígio e domínio. A esse respeito, trouxemos à luz os segredos ocultos por trás de mesas opulentas e requintadas, em que iguarias elaboradas e elementos singulares eram celebrados por aqueles agraciados o suficiente para degustá-los.

Ademais, por meio da progressão no entendimento acerca dos nutrientes e da identificação da notável relevância de uma alimentação equilibrada, exploramos como a ciência e a nutrição uniram forças para redefinir o modo como percebemos os alimentos. Nesse sentido, a revelação das vitaminas, a meticulosa classificação dos macronutrientes e a incansável procura por uma dieta saudável se revelaram pilares fundamentais para uma vida plena e vigorosa.

Como epílogo, assistimos à Revolução Industrial e à era da globalização, duas forças que acarretaram transformações sísmicas em nosso relacionamento com a comida. Novas tecnologias e sistemas de produção em massa alteraram profundamente a maneira pela qual cultivamos e consumimos alimentos. Ao mesmo tempo, a disseminação das culturas culinárias em todo o mundo nos permitiu travar contato com um verdadeiro mosaico de sabores e experiências gastronômicas.

Para concluir esta obra, cremos ser essencial internalizar que a história da alimentação equivale à nossa própria história. Ou seja, as escolhas alimentares que fazemos são espelhos de nossas identidades, crenças e valores, assim como da forma como interagimos com o vasto mundo ao nosso redor. Logo, ao nos aprofundarmos nessa incrível narrativa, somos instigados a abraçar e reverenciar a riqueza da diversidade culinária, reconhecendo a relevância de preservar as tradições gastronômicas enquanto buscamos um notável equilíbrio entre inovação e sustentabilidade.

Esperamos que esta expedição pela história da alimentação tenha despertado em você uma profunda curiosidade e um ardente respeito pelos sabores do passado, do presente e do futuro. É nosso desejo ter contribuído para que você se inspire a explorar novos ingredientes, técnicas e culturas culinárias, transformando cada refeição em uma celebração da nossa intrincada conexão com a história, com a natureza e, também, com os outros.

Que este livro tenha não somente enriquecido sua jornada acadêmica e sua atualização profissional, mas, principalmente, aguçado seu desejo pelo aprendizado contínuo.

Até nosso próximo encontro!

Referências

ABREU, E. S. et al. Alimentação mundial: uma reflexão sobre a história. **Saúde & Sociedade**, v. 10, n. 2, p. 3-14, 2001. Disponível em: <https://www.scielo.br/j/sausoc/a/LbJtCSFxbyfqtrsDV9dcJcP/?format=pdf&lang=pt>. Acesso em: 19 mar. 2024.

CASAGRANDE, C.; VECCHIO, S. Pecado. In: LE GOFF, J.; SCHMITT, J-C. **Dicionário temático do Ocidente Medieval**. Tradução de Hilário Franco Júnior et al. Bauru: EdUSC; São Paulo: Imprensa Oficial do Estado, 2002. v. 1. p. 337-351.

CECILIO FILHO, A. B. et al. Cúrcuma: planta medicinal, condimentar e de outros usos potenciais. **Ciência Rural**, v. 30, n. 1, p. 171-177, 2000. Disponível em: <https://www.scielo.br/j/cr/a/JGXyLgLPDmJHg8j7ssygmzF/?format=pdf&lang=pt>. Acesso em: 19 mar. 2024.

CELKA, M. Carne, consumo ou abolição: incompatibilidades nas relações com a carne. In: PRADO, S. D. et al. (Org.). **Estudos socioculturais em alimentação e saúde**: saberes em rede. Rio de Janeiro: Eduerj, 2016. p. 183-195. (Série Sabor Metrópole, v. 5).

CLOUTIER, M.; ADAMSON, E. **The Mediterranean Diet**. New York: Harper, 2006.

DIEZ-GARCIA, R. W.; CASTRO, I. R. R. A culinária como objeto de estudo e de intervenção no campo da alimentação e nutrição. **Ciência & Saúde Coletiva**, v. 16, n. 1, p. 91-98, 2011. Disponível em: <https://www.scielo.br/j/csc/a/zMvGVfdXLj5TG9xKqBNRXyb/?format=pdf&lang=pt>. Acesso em: 10 mar. 2024.

FELTRAN-BARBIERI, R. Outro lado da fronteira agrícola: breve história sobre a origem e declínio da agricultura autóctone no cerrado. **Ambiente & Sociedade**, v. XIII, n. 2, p. 331-345, jul./dez. 2010. Disponível em: <https://www.scielo.br/j/asoc/a/VFVSy9vQCWmSgMnvdWkL9Yx/?format=pdf&lang=pt>. Acesso em: 19 mar. 2024.

FRANCO, A. **De caçador a gourmet**: uma história da gastronomia. 5. ed. Senac: São Paulo, 2010.

FREITAS, M. C. S.; FONTES, G. A. V.; OLIVEIRA, N. (Org.). **Escritas e narrativas sobre alimentação e cultura**. Salvador: EdUFBA, 2008.

FRIEDMAN, T. L. **O mundo é plano**: uma história breve do século XXI. Tradução de Carla Pedro. 3. ed. Lisboa: Actual, 2009.

HUN, R. **Uma agenda colaborativa pela segurança alimentar mundial**. Disponível em: <https://www.embrapa.br/olhares-para-2030/artigo/-/asset_publisher/SNN1QE9zUPS2/content/roberto-hun?inheritRedirect=true>. Acesso em: 3 abr. 2024.

LIMA, J. S. G. Segurança alimentar e nutricional: sistemas agroecológicos são a mudança que a intensificação ecológica não alcança. **Ciência e Cultura**, v. 69, n. 2, p. 49-50, abr./jun. 2017. Disponível em: <http://cienciaecultura.bvs.br/pdf/cic/v69n2/v69n2a15.pdf>. Acesso em: 19 mar. 2024.

MORAES E SILVA, M. O pecado da gula. **Physis**, v. 25, n. 3, p. 1033-1039, 2015. Disponível em: <https://www.scielo.br/j/physis/a/zJKt8VN3c7ZjPMvz4VhXKBw/?format=pdf>. Acesso em: 19 mar. 2024.

MORETTO, S. P. História ambiental e as migrações no reino vegetal: a domesticação e a introdução de plantas. In: GERHARDT, M.; NODARI, E. S.; MORETTO, S. P. (Ed.). **História ambiental e migrações**: diálogos. São Leopoldo: Oikos; Ed. UFFS, 2017. p. 109-122.

OLIVEIRA NETO, A. A. (Org.). **A cultura do arroz**. Brasília: Conab, 2015.

POLLAN, M. **Cozinhar**: uma história natural de transformação. Tradução de Cláudio Figueiredo. Rio de Janeiro: Intrínseca, 2014.

RODARTE, V. M. Alimentação e saúde nos mosteiros cistercienses portugueses. **História e Cultura**, v. 9, n. 2, p. 33-52, 2020. Disponível em: <https://periodicos.franca.unesp.br/index.php/historiaecultura/article/view/3318/2810>. Acesso em: 19 mar. 2024.

ROESE, M. O *mondovino* de cabeça para baixo: as transformações no mercado internacional do vinho e o novo empresariado vinícola. **Revista de Sociologia e Política**, v. 16, n. 31, p. 71-83, nov. 2008. Disponível em: <https://www.scielo.br/j/rsocp/a/CmkCm5YzGsRyS8QcksgZg8c/?format=pdf&lang=pt>. Acesso em: 19 mar. 2024.

SILVA, M. C. Os agentes públicos e a fome nos primeiros séculos da Idade Média. **Varia História**, v. 32, n. 60, p. 779-805, set./dez. 2016. Disponível em: <https://www.scielo.br/j/vh/a/bMF3gLD6NmmVJngcGBcBhRy/?format=pdf&lang=pt>. Acesso em: 19 mar. 2024.

WREGE, M. S. et al. Distribuição potencial de oliveiras no Brasil e no mundo. **Revista Brasileira de Fruticultura**, v. 37, n. 3, p. 656-666, set. 2015. Disponível em: <https://www.scielo.br/j/rbf/a/SK4d3XwgmYhPjNSCw5pLRPk/?format=pdf&lang=pt>. Acesso em: 19 mar. 2024.

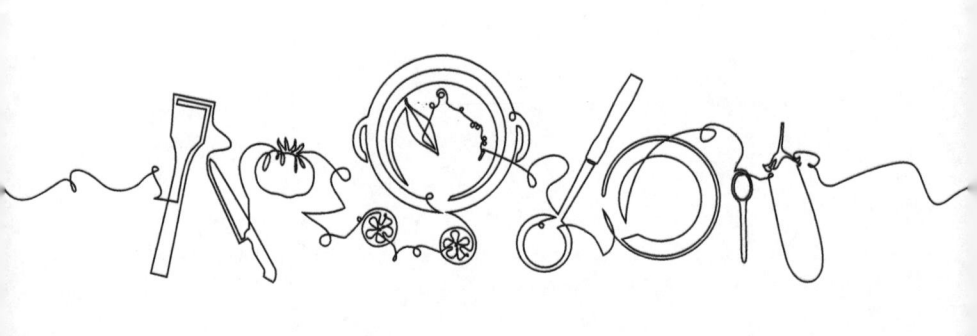

Respostas

Capítulo 1

Questões para revisão
1. A transição da caça e da coleta para a agricultura teve um profundo impacto nos hábitos alimentares, bem como na estrutura social e cultural das comunidades humanas ao longo da história. A agricultura promoveu estabilidade alimentar e permitiu a formação de assentamentos permanentes e o desenvolvimento de tecnologias culinárias. Esse novo contexto proporcionou o crescimento populacional, o surgimento de núcleos familiares, a divisão de trabalho especializada e a criação de hierarquias sociais mais complexas.
2. As práticas culinárias das antigas civilizações, como Grécia e Roma, impactaram não apenas a alimentação, mas também as dinâmicas sociais, a hierarquia e as tradições culturais da época. Os banquetes extravagantes refletiam a riqueza e o status social; a disposição das pessoas às mesas, os alimentos oferecidos e a forma como estes eram consumidos simbolizavam posições sociais e hierárquicas. Nesse sentido, compartilhar uma refeição era um ato de interação social e troca de ideias que reforçava conexões culturais.
3. b
4. c
5. c

Questões para reflexão
1. A evolução da alimentação e da culinária no transcorrer da história revela uma intrincada interligação entre fatores sociais, ambientais e culturais. As mudanças nas práticas alimentares foram influenciadas pelas necessidades de sobrevivência, pela disponibilidade de recursos naturais, assim como pelo desenvolvimento tecnológico e pela formação de comunidades. Antigamente, as práticas culinárias eram moldadas por hierarquias sociais, crenças religiosas, intercâmbios culturais e tradições locais. Atualmente, podemos aplicar essa compreensão no modo como nos alimentamos e nos sentamos à mesa com amigos, familiares etc. Quanto entendemos em que medida as influências sociais, culturais e ambientais influenciaram as práticas alimentares com o passar dos séculos, reunimos os subsídios necessários para fazer escolhas mais conscientes sobre os alimentos que consumimos. Valorizar a comida como um elemento cultural e de união social nos permite apreciar tradições culinárias distintas e adotar uma alimentação mais diversificada e saudável. Além disso, considerar a sustentabilidade e o impacto ambiental de nossas escolhas alimentares é crucial para assegurar que as futuras gerações também possam desfrutar de uma variedade de alimentos e culturas.
2. As dinâmicas sociais atuais moldam o consumo de alimentos de diversas maneiras. A crescente conscientização ambiental impulsiona a preferência por alimentos orgânicos e sustentáveis, enquanto as preocupações com a saúde incentivam a escolha de alimentos frescos e nutritivos. Tendências culturais, como dietas vegetarianas ou veganas, também são influentes nesse contexto, assim como fatores econômicos, que podem limitar o acesso a alimentos de qualidade para alguns grupos.

Capítulo 2

Questões para revisão
1. A dieta mediterrânea se diferencia de outros estilos alimentares por ser baseada nos padrões alimentares tradicionais dos países do Mediterrâneo, como Grécia, Itália e Espanha. Seus componentes-chave incluem o consumo elevado de alimentos como azeite de oliva (principal fonte de gordura), frutas, vegetais, legumes, nozes, sementes e peixes, além da ingestão moderada de vinho tinto, laticínios, ovos e aves. A carne vermelha e os alimentos processados são consumidos com menos frequência.
2. A rota das especiarias foi uma rede de rotas comerciais marítimas e terrestres que conectavam Oriente Médio, Ásia, África e Europa. Por meio dela ocorria o comércio de especiarias, ervas, sedas, pedras preciosas e outros produtos valiosos. A importância histórica dessa rede foi significativa porque não apenas impulsionou o comércio global, mas também influenciou as culturas e culinárias de todo o mundo. As especiarias e os ingredientes exóticos transportados enriqueceram os pratos e sabores em diferentes regiões, moldando as preferências culinárias e os hábitos alimentares das pessoas.
3. b
4. d
5. d

Questões para reflexão
1. A interação entre a dieta mediterrânea e a rota das especiarias ilustra a grande influência dos intercâmbios culturais e comerciais na culinária ao longo da história. Enquanto a dieta mediterrânea refletia os hábitos alimentares moldados por aspectos geográficos e tradições locais, o comércio proporcionado pela rota das especiarias acrescentou sabores exóticos e sofisticação. Essa interação evidencia que a comida é uma expressão cultural dinâmica, enriquecida por

ingredientes e técnicas de várias regiões e que se destaca como um elo que une diversas sociedades e promove a compreensão mútua.

2.
- **Segunda-feira**
  - Café da manhã: aveia cozida com frutas vermelhas e nozes.
  - Almoço: salada grega com alface, pepino, tomate, cebola roxa, azeitonas e queijo feta, regada com azeite de oliva extravirgem.
  - Jantar: peixe grelhado (salmão ou linguado) com legumes assados (como abobrinha, pimentão e berinjela).
- **Terça-feira**
  - Café da manhã: iogurte grego com mel e nozes.
  - Almoço: *wrap* integral com húmus, vegetais frescos (como rúcula, cenoura e tomate) e frango grelhado.
  - Jantar: espaguete integral com molho de tomate caseiro, acompanhado de brócolis e azeite de oliva.
- **Quarta-feira**
  - Café da manhã: *smoothie* de frutas (banana, morango e kiwi) com sementes de chia.
  - Almoço: sopa de legumes com feijão branco acompanhada de pão integral.
  - Jantar: frango assado com batatas-doces e espinafre refogado com alho.
- **Quinta-feira**
  - Café da manhã: omelete de vegetais (tomate, espinafre e cogumelos) com queijo feta.
  - Almoço: salada de grão-de-bico com pepino, tomate, cebola, azeitonas e queijo feta, temperada com azeite e limão.
  - Jantar: espetinhos de legumes (abobrinha, pimentão e cebola) e camarão grelhados.
- **Sexta-feira**
  - Café da manhã: torradas integrais com abacate amassado e ovo *poché*.

- Almoço: peixe assado no papel-alumínio com tomate, cebola, alcaparras e azeitonas, acompanhado de quinoa.
- Jantar: pizza caseira com massa integral, molho de tomate, queijo muçarela, espinafre e cogumelos.
- **Sábado**
  - Café da manhã: panquecas de aveia com frutas frescas (como banana e mirtilos) e mel.
  - Almoço: salada de grãos (quinoa, lentilha e grão-de-bico) com abobrinha grelhada e queijo feta.
  - Jantar: risoto de arroz integral com espargos e cogumelos.
- **Domingo**
  - Café da manhã: tapioca recheada com queijo *cottage* e tomate.
  - Almoço: *paella* de frutos do mar (camarão, lula e mexilhões) com arroz integral.
  - Jantar: *wrap* integral com falafel, alface, tomate, pepino e molho de tahine.

Capítulo 3

Questões para revisão

1. Na Idade Média, os principais alimentos consumidos pela população eram pães, grãos (cevada e aveia), legumes e vegetais (couve e repolho), laticínios (queijo e manteiga), carnes (de porco, cordeiro e aves), além de peixes de água doce. Essa dieta era complementada com frutas da estação, mel e especiarias para dar sabor aos pratos.
2. A religião desempenhava um papel significativo na alimentação durante a Idade Média. O jejum religioso era uma prática comum, e havia dias específicos em que a carne era proibida e as refeições eram à base de peixe ou vegetarianas. Além disso, as restrições alimentares variavam de acordo com as épocas de festividades religiosas, como a Quaresma. A Igreja também influenciou os padrões alimentares ao

estabelecer regras sobre o preparo e o consumo de certos alimentos, como a proibição de carne de animais considerados impuros.
3. c
4. d
5. e

Questões para reflexão

1. Na Idade Média, os padrões alimentares da nobreza refletiam as hierarquias sociais e o sistema feudal, uma vez que a dieta extravagante simbolizava *status* e poder. Isso acentuava as desigualdades sociais, afetando a dieta limitada dos camponeses e impactando a saúde e a produtividade. A disparidade alimentar contribuía para a manutenção do sistema feudal, mas também podia prejudicar a força de trabalho e a economia. Assim, as diferenças na alimentação representavam uma divisão social que, com efeito, gerava consequências significativas no contexto social e econômico da época.
2. Durante a Idade Média, as diferenças na alimentação entre nobres e camponeses eram notáveis e refletiam as disparidades sociais da época. Os nobres desfrutavam de uma ampla variedade de alimentos luxuosos, como carnes nobres, aves exóticas, especiarias importadas e laticínios refinados, além de apreciarem vinhos e outras bebidas alcoólicas em banquetes extravagantes. Enquanto isso, os camponeses tinham uma dieta mais simples, baseada em grãos locais, vegetais cultivados em suas terras e carne de animais mais acessíveis. A posição social influenciava diretamente o acesso aos alimentos. Nessa ótica, os nobres tinham recursos financeiros para arcar com os custos de alimentos considerados mais requintados, ao passo que os camponeses dependiam do que eram capazes de produzir ou adquirir localmente. Privilégios sociais, como o direito de caça, também contribuíam para as discrepâncias nas dietas dos dois grupos, bem como a influência cultural, que moldava as preferências alimentares de ambos, em um contexto que claramente reforçava as divisões sociais da época.

Capítulo 4

Questões para revisão
1. A compreensão dos macronutrientes evoluiu graças às contribuições de diferentes civilizações e do avanço da ciência moderna. Povos antigos, como os egípcios e os gregos, reconheciam a importância de certos alimentos para a saúde, mas não tinham um entendimento detalhado dos macronutrientes. No século XIX, a ciência passou a identificar proteínas, gorduras e carboidratos como nutrientes essenciais. Já no século seguinte, com o desenvolvimento da química e da nutrição, foram desenvolvidas técnicas para medir e identificar esses nutrientes nos alimentos. Nessa ótica, a ciência moderna aprofundou nosso entendimento na medida em que revelou funções específicas dos macronutrientes e apontou a necessidade do equilíbrio entre eles para a saúde.
2. A história de Mílon de Crotona destaca a importância da alimentação adequada e do treinamento progressivo para o desenvolvimento físico e o desempenho atlético. Famoso atleta da Grécia Antiga, Mílon combinou uma dieta rica em alimentos nutritivos, incluindo carne e pão, com um treinamento vigoroso. Essa abordagem ancestral segue relevante nas práticas modernas de nutrição e exercício, pois uma dieta equilibrada, rica em macronutrientes essenciais, e um treinamento gradual são fundamentais para otimizar o desempenho atlético e a saúde.
3. e
4. d
5. c

Questões para reflexão
1. O equilíbrio entre os macronutrientes é essencial para uma alimentação saudável e a prevenção de doenças. As proteínas são vitais para a construção e o reparo de tecidos, enquanto os carboidratos

fornecem energia imediata e a longo prazo. Por sua vez, as gorduras desempenham papéis estruturais, contribuem para a absorção de vitaminas lipossolúveis e atuam como reserva de energia. Sob essa perspectiva, níveis adequados desses nutrientes ajudam a manter um peso saudável, regular a glicose no sangue, promover a saúde cardiovascular e prevenir doenças crônicas. Por isso, personalizar o consumo de macronutrientes de acordo com as necessidades individuais é fundamental para atender às demandas específicas do corpo.

2. Para João, que está pré-diabético e apresenta altos níveis de colesterol, a consideração cuidadosa dos macronutrientes em sua dieta é crucial para controlar essas adversidades e obter uma vida saudável e equilibrada. Por isso, ele deve consumir proteínas de alta qualidade, como as encontradas em peixes ricos em ômega-3, aves magras e algumas leguminosas, e fibras, que ajudam a regular o açúcar no sangue. Os carboidratos devem ser provenientes de fontes integrais, vegetais não amiláceos e frutas frescas, evitando a ingestão de alimentos processados e açúcares refinados, os quais podem causar picos de glicose no sangue. Quanto aos lipídios, João deve priorizar o consumo de gorduras saudáveis, como as do abacate, das nozes e do azeite de oliva, e limitar as gorduras saturadas e trans presentes em alimentos fritos e carnes gordurosas. Além disso, é altamente recomendável manter um estilo de vida ativo e equilibrado, com a prática de exercícios regulares e, com efeito, o controle do estresse, a fim de complementar sua dieta e promover sua saúde geral.

Capítulo 5

Questões para revisão
1. As redes de *fast food*, como o McDonald's, ilustram a interseção entre a globalização, a padronização e as transformações na esfera alimentar ao oferecerem refeições rápidas e uniformes que transcendem fronteiras culturais, ao mesmo tempo em que influenciam hábitos

alimentares e preferências de consumo por meio da automação e da tecnologia, que viabilizam a produção em série e a distribuição eficiente de alimentos padronizados.

2. A globalização e a padronização alimentar, evidenciadas pelas redes de *fast food*, podem levar à uniformização de sabores e hábitos alimentares, bem como ocasionar impactos negativos na saúde pública. Isso ocorre porque a maioria dos alimentos comercializados por elas são ricos em calorias vazias e ingredientes pouco saudáveis. Além disso, a produção em larga escala e a distribuição global também podem acarretar efeitos adversos ao meio ambiente, desde o aumento do consumo de recursos naturais até a maior geração de resíduos.
3. c
4. c
5. d

Questões para reflexão

1. As transformações na esfera alimentar, especialmente aquelas ligadas à globalização e à padronização de alimentos, causam um impacto profundo e multifacetado em diversos aspectos da sociedade. Tais mudanças não apenas moldam nossos hábitos alimentares, como também afetam nossa identidade cultural e a relação que temos com a comida. Nesse sentido, a globalização trouxe consigo a disseminação de alimentos e práticas culinárias de diferentes partes do mundo, levando a uma maior diversificação e acessibilidade de ingredientes. Esse novo contexto social pode contribuir para, de certo modo, desenvolver mais ainda nossos paladares, permitindo-nos experimentar sabores antes desconhecidos; no entanto, ao mesmo tempo, pode levar à homogeneização de gostos, à medida que certos alimentos se tornam universais, em detrimento da preservação de tradições culinárias locais. Ainda, nossa identidade cultural, muitas vezes, está intrinsecamente vinculada à nossa culinária tradicional. Considerando isso, o fenômeno da globalização pode dar origem a

um conflito entre a preservação dessas identidades culinárias e a adoção de tendências globais.
2. Dirigido por John Lee Hancock, *Fome de poder* narra a história do crescimento e da ascensão da rede de *fast food* McDonald's. O filme é baseado na história real de Ray Kroc, um vendedor de máquinas de *milkshake* que se depara com um restaurante de hambúrgueres administrado pelos irmãos Mac e Dick McDonald. Impressionado com o sistema eficiente e rápido dos irmãos, Ray vê o potencial de implementar o conceito de *fast food* em todo o território dos Estados Unidos e, eventualmente, no mundo. A síntese dessa narrativa revela como o vendedor de máquinas transformou o pequeno restaurante dos irmãos McDonald em uma franquia global, convencendo-os a permitir que ele se tornasse o responsável pela expansão da empresa. Assim, Ray Kroc promoveu várias mudanças significativas, incluindo a padronização dos alimentos, o estabelecimento de franquias e a ênfase na eficiência e na qualidade do serviço. No entanto, à medida que a rede de *fast food* crescia, começaram a surgir conflitos entre ele e os irmãos a respeito do controle da empresa e da visão para o futuro. Ray eventualmente adquiriu o McDonald's dos irmãos, levando a um conflito legal amargo e, consequentemente, à quebra do vínculo entre as duas partes.

Sobre os autores

Ana Paula Garcia Fernandes dos Santos é mestra em Alimentação e Nutrição (2022) pelo Programa de Pós-Graduação em Alimentação e Nutrição da Universidade Federal do Paraná (UFPR), pós-graduada em Vigilância Sanitária e Controle de Qualidade Aplicado na Produção de Alimentos (2020) pela Pontifícia Universidade Católica do Paraná (PUCPR) e graduada em Nutrição (2018) pela UFPR. Atua como coordenadora do curso de Gastronomia do Centro Universitário Internacional Uninter e é conselheira do Conselho Regional de Nutricionais da 8ª Região.

Alisson David Silva é doutorando do Programa de Ciências Farmacêuticas da Universidade Federal do Paraná (UFPR), mestre em Alimentação e Nutrição (2020) pela UFPR, especialista em Nutrição Esportiva (2018) pela Faculdade Integrada Espírita (Fies) e graduado em Nutrição (2019) pela mesma faculdade e em Agronomia (2010) pela Pontifícia Universidade Católica do Paraná (PUCPR). É professor do curso de Nutrição do Centro Universitário Internacional Uninter.

Ney Felipe Fernandes é doutorando do Programa de Saúde Pública da Universidad de Ciencias Empresariales y Sociales (Buenos Aires – Argentina), mestre em Biologia Celular e Molecular (2012) pela Universidade Federal do Paraná (UFPR), especialista em Fisiologia do Exercício (2008) pela Universidade Veiga de Almeida (UVA) e graduado em Nutrição (2007) pelas Faculdades Integradas Espírita (Fies). É fundador da Clínica de Nutrição Avançada. Em 2019, foi palestrante no Congresso Mundial de Alimentos Funcionais, que ocorreu em Londres. É autor dos livros *Nutrição esportiva: mitos e verdades* (Editora Phorte), *Nutrição esportiva aplicada ao skate* (Nutrição Avançada Publicações) e do e-book *Me Formei em Nutrição, e agora?*.

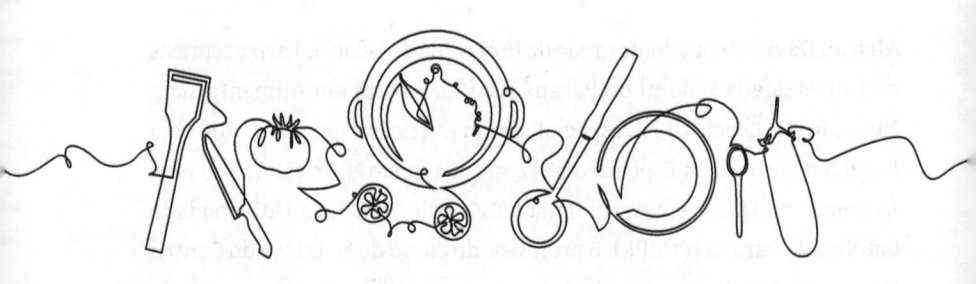

Impressão:
Janeiro/2025